L'ŒIL ET LE PRATICIEN

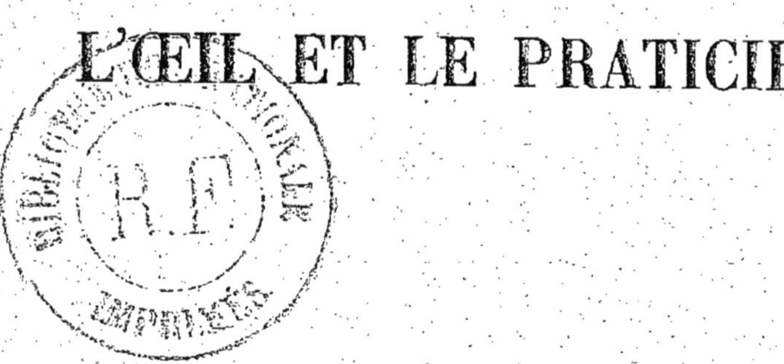

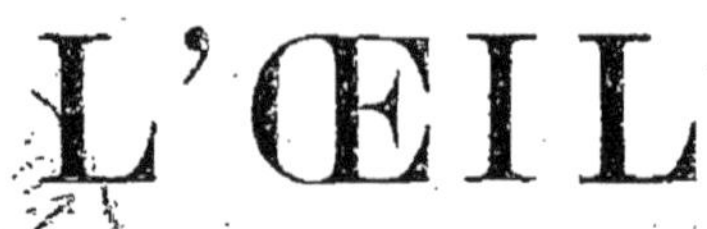

L'ŒIL

ET

LE PRATICIEN

CONSULTATIONS OPHTALMOLOGIQUES ET OCULISTIQUE D'URGENCE
A L'USAGE DES MÉDECINS NON SPÉCIALISTES

PAR

RENÉ ONFRAY
Ancien assistant d'ophtalmologie
des hôpitaux de Paris.

GEORGES TESSIER
(de Biarritz).

AVEC 7 PLANCHES EN COULEURS
DES MALADIES EXTERNES DE L'ŒIL
ET DE NOMBREUSES FIGURES
D'APRÈS LES DESSINS ET AQUARELLES DE Pierre FAUCONNET

PARIS
VIGOT FRÈRES, ÉDITEURS
23, PLACE DE L'ÉCOLE-DE-MÉDECINE, 23

1912

AVANT-PROPOS

PRATIQUE MÉDICALE ET OCULISTIQUE

Un oculiste facétieux disait :

« Les connaissances ophtalmologiques des médecins non spécialistes devraient se résumer dans ces deux aphorismes :

« Toutes les maladies des yeux sont malaisées à diagnostiquer et difficiles à soigner.

« Pour se croire, en conscience, autorisé à traiter même une conjonctivite, il faut avoir fait de longues études spéciales. »

Si tout paradoxe est un acheminement vers la vérité, la boutade de notre confrère est, sans doute, fort instructive, dans la mesure où elle fait pressentir les difficultés de la clinique et de la thérapeutique oculaires. Mais, averti de ces difficultés, l'esprit consciencieux du médecin n'en est que plus avide de connaître l'essentiel de l'ophtalmologie.

Et les malades qui montrent leur œil à leur

médecin trouveraient la simplification de notre confrère un peu forcée.

*
* *

Sans doute, le médecin général peut dire : « Moi, je ne soigne pas les yeux, c'est l'affaire du spécialiste ! »

Et il a raison de le dire parce que la technique ophtalmologique est délicate, parce qu'elle nécessite un long apprentissage... et parce que les oculistes sont aujourd'hui fort nombreux !

Mais souvent le praticien est oculiste malgré lui !

Même dans le voisinage d'un spécialiste, la pratique médicale journalière nécessite la connaissance de l'oculistique d'urgence, peu étendue, mais très importante.

Pour adresser avec opportunité un client au spécialiste, il faut avoir en ophtalmologie des connaissances simples et précises.

Enfin, en revenant de chez l'oculiste, on demande souvent au médecin de famille des détails sur la maladie, le pronostic, les soins prescrits. Aucun confrère n'abaisserait sa dignité à paraphraser le « voilà pourquoi votre fille est..... borgne ». Tous mettent leur honneur à en savoir plus que le client qui a cherché dans le « Larousse » la signification des mots grecs écrits en tête de l'ordonnance de l'oculiste.

*
* *

La pratique médicale comporte donc d'inévitables incursions dans le domaine de l'ophtalmologie. On ne peut sérieusement contester que tout médecin doit savoir reconnaître et traiter immédiatement une ophtalmie purulente, un ulcère cornéen, une iritis, une crise de glaucome, une péricystite lacrymale et généralement toutes les maladies oculaires qui, avec une urgence différente, ne doivent pas être méconnues ni abandonnées sans soins.

C'est à l'aide d'un examen méthodique, sans outillage compliqué et en appliquant une thérapeutique fort simple mais pourtant active, que l'on peut faire utilement de l'oculistique d'urgence.

D'autre part, un médecin instruit doit avoir des idées d'ensemble sur les rapports des maladies des yeux et des maladies générales.

Il ne peut ignorer par exemple, la signification et le pronostic de certains syndromes ophtalmoscopiques, comme la stase papillaire, la rétinite albuminurique. Sans doute, il n'est pas possible de faire l'ophtalmoscopie dans la pratique courante, au moins faut-il provoquer à propos l'examen du fond de l'œil et comprendre les indications données par cet examen.

Mais ce sont là choses évidentes sur lesquelles il est inutile d'insister.

Tout le monde est d'accord.

*
* *

Aussi bien plusieurs maîtres de notre spécialité ont-ils écrit récemment et avec talent des manuels et des traités élémentaires d'ophtalmologie destinés aux étudiants et aux praticiens.

Il serait présomptueux... et peut-être ridicule, d'en publier un de plus.

Nous serions inexcusables, si notre petit livre n'était conçu dans un esprit tout différent. Il n'y est question ni de la réfraction, ni du choix des verres; on n'y trouvera ni la technique des opérations, ni même celle de l'ophtalmoscopie. En ces matières, il faut, croyons-nous, aller au fond des choses ou s'abstenir. Nous nous sommes abstenus, et au risque de faire songer à l'orfèvre de Molière nous avons dans chaque cas indiqué où finit le rôle du médecin et où commence celui de l'oculiste.

Ce livre n'est donc ni un traité, ni un manuel d'ophtalmologie, c'est un petit atlas des maladies externes de l'œil et c'est un recueil de causeries dont chacune nous a été inspirée par des faits de notre pratique. Aussi n'avons-nous pas hésité à redire plusieurs fois les choses importantes.

Traitements négligés, diagnostics délicats, erreurs de pronostic nous ont été des occasions d'étudier surtout l'oculistique d'urgence qui est de pratique journalière et un peu d'ophtalmologie générale dont tout médecin doit avoir des clartés.

Mais il est bien entendu que nous ne nous adressons pas aux spécialistes.

R. O. G. T.

Paris, octobre 1911.

TABLE DES CHAPITRES

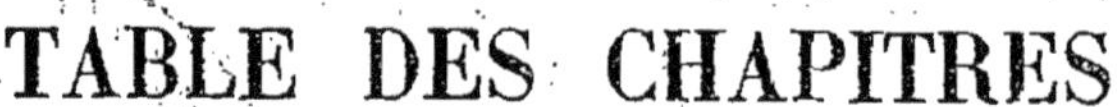

I

OU L'ON VOIT QU'IL N'EST PAS BESOIN DE L'OPHTALMOSCOPIE POUR FAIRE DE L'OCULISTIQUE D'URGENCE

Perfectionnements techniques et progrès scientifiques. — L'ophtalmoscope. — Possibilité de se passer temporairement de cet instrument. — Outillage simple et Technique élémentaire du Praticien.

C'est une vérité banale que, dans toutes les branches de la science, le progrès dépend beaucoup de perfectionnements techniques et d'améliorations de l'outillage.

En ophtalmologie, les principaux progrès ont suivi la découverte de l'ophtalmoscope par Helmholtz. En 1851, ce physiologiste eut l'idée, simple et géniale, de regarder la pupille à travers une lame de verre qui réfléchit la lumière ; autrement dit, il fit coïncider la source éclairante et l'œil de l'observateur. Il vit le fond d'œil illuminé.

Une amélioration technique ouvrait ainsi des perspectives infinies : on voyait sur le vivant l'état anatomique d'organes profonds.

Les mesures exactes de l'acuité visuelle, des courbures cornéennes, du champ visuel ont ensuite apporté des précisions importantes, car un phénomène, pour être bien connu, doit être mesurable. Et ce que nous connaissons encore mal (vision des couleurs, sensibilité lumineuse) est justement ce qu'un outillage imparfait et la complexité des phénomènes ne nous permettent pas de mesurer.

Mais si l'art de l'oculiste comporte beaucoup de précision scientifique, sa technique est nécessairement assez compliquée. Ses instruments sont d'un maniement délicat; ils seraient dispendieux et encombrants pour le praticien.

Dans l'examen le plus élémentaire de l'œil, tout médecin peut, du moins, apporter de la méthode et de la précision. Il suffit d'utiliser ici les habitudes d'esprit clinique et d'observation mises en œuvre en médecine générale.

*
* *

Avec un outillage fort simple (Pl. II), appliquez une technique élémentaire.

Outillage fort simple, puisqu'il reste composé seulement d'une lampe, de deux loupes 12 et 15 dioptries, d'un miroir plan, d'un écran percé d'un trou sténopéique. Comme tableau d'acuité visuelle, un journal; heureusement ou malheureusement, on en trouve partout avec des caractères de tous les formats.

La technique élémentaire comporte : en première ligne et avant tout *l'examen objectif du segment anté-*

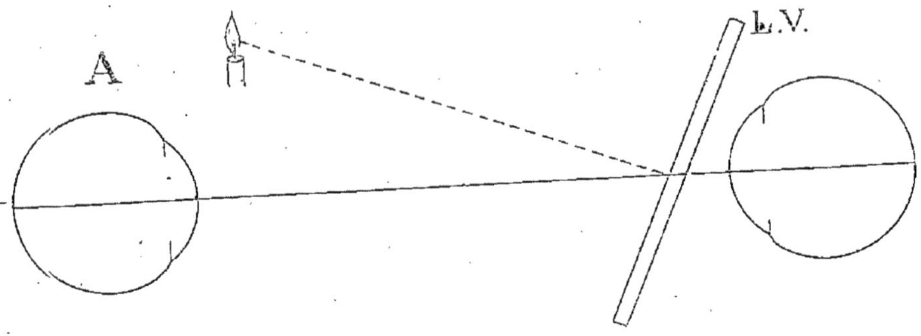

Fig. 1. — Le miroir d'Helmholtz constitué par une lame de verre réfléchissant la lumière ; l'observateur voit à travers cette lame le fond d'œil éclairé du patient.

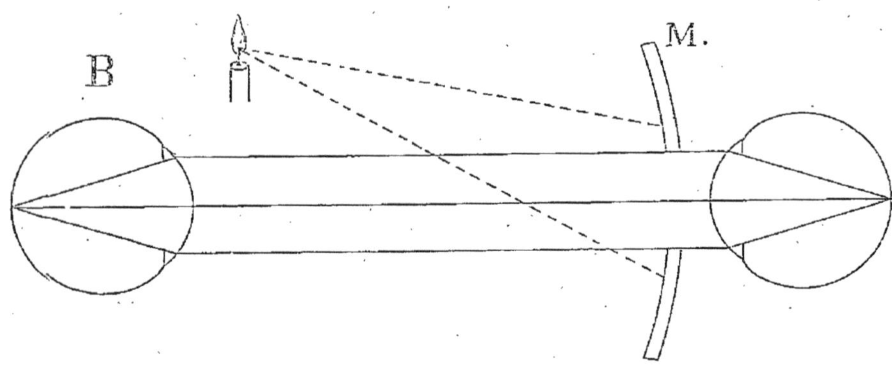

Fig. 2. — L'ophtalmoscope actuel (miroir concave perforé) et l'examen à l'image droite.

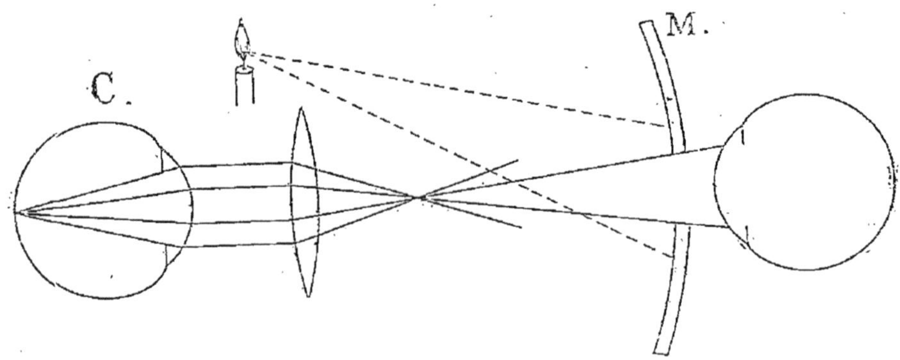

Fig. 3. — Ophtalmoscopie à l'image renversée telle qu'on la pratique le plus habituellement aujourd'hui.

rieur de l'œil. Regardez ce qui se voit facilement : conjonctive, cornée, iris, pupille et même cristallin.

Pour voir les détails de ces organes, il suffit de pratiquer ce qu'on appelle l'*éclairage latéral.*

Vous pourrez ainsi soigner d'urgence une conjonctivite, une kératite, une iritis, ou un glaucome.

L'éclairage latéral est la méthode d'examen nécessaire à tout médecin.

— Peut-on dire que ce soit la méthode suffisante ? Ne faut-il pas utiliser de plus cet ophtalmoscope qui a fait progresser si rapidement l'ophtalmologie ?

— Nous ne le croyons pas, car les aspects ophtalmoscopiques sont non seulement malaisés à saisir, mais encore difficiles à interpréter[1]. L'ophtalmoscopie, d'ailleurs, est un complément d'examen, ce n'est pas tout l'examen. On pourrait la comparer à une sorte de biopsie. Pas plus qu'il ne faut, d'emblée, mettre à nu un foie ou un rein pour reconnaître une affection hépatique ou rénale, pas plus, pourrait-on dire, n'est-il absolument besoin de voir un fond d'œil pour soupçonner son état anatomique. Les troubles fonctionnels font diagnostiquer les insuffisances viscérales ; de même, les troubles de la fonction rétinienne feront poser un diagnostic d'attente : *lésions du fond d'œil.*

— Mais c'est un diagnostic trop vague.

1. Sans doute, l'examen de la lueur pupillaire dont nous indiquons plus loin la nécessité est le premier temps de l'examen ophtalmoscopique ; mais sa simplicité le met à la portée du praticien. Et, quoiqu'il comporte l'emploi d'un petit miroir, on ne peut pas dire qu'il s'agisse ici du maniement de l'ophtalmoscope.

Il va de soi que ce moyen d'investigation merveilleux qu'est l'ophtalmoscopie va permettre de vérifier la lésion anatomique et d'en prévoir les conséquences. Ce sera l'aboutissant et le couronnement des recherches cliniques.

Cela, c'est l'affaire de l'oculiste.

Quant au médecin général, son rôle dans les maladies du fond de l'œil peut être limité à l'analyse soigneuse des troubles subjectifs ou fonctionnels.

La technique élémentaire du praticien comprendra donc :

A. *L'examen objectif du segment antérieur* par l'inspection, par l'éclairage latéral, par la recherche de la lueur pupillaire, la palpation.

B. *Vérification du fonctionnement du segment postérieur* par : *a*) l'examen des réflexes ; *b*) une détermination approximative de l'acuité visuelle et du champ visuel.

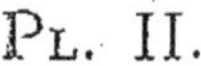

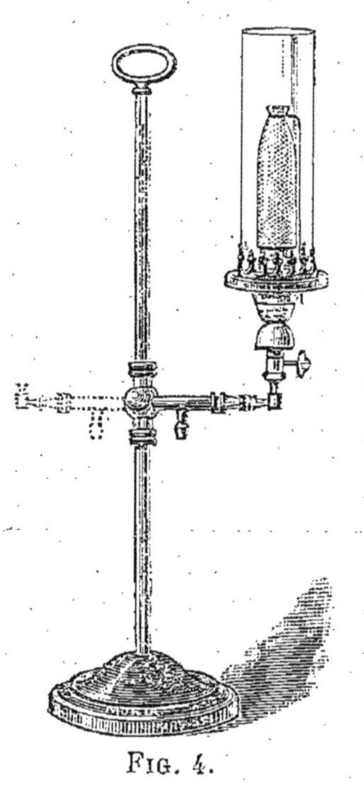

FIG. 4.

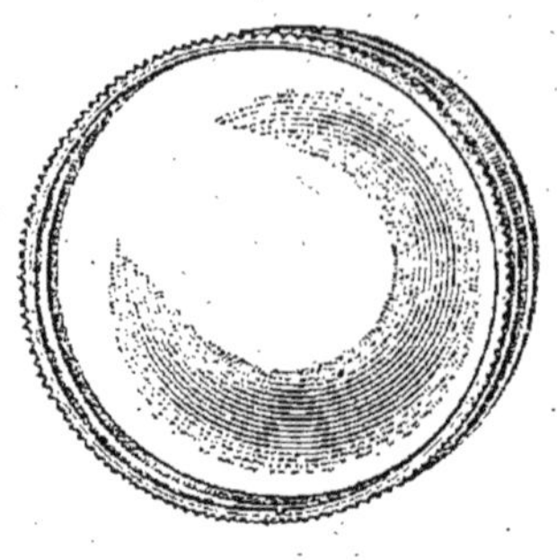

FIG. 5.

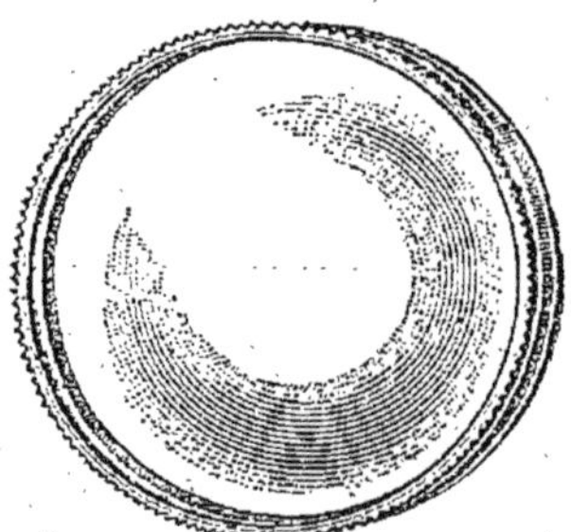

FIG. 6.

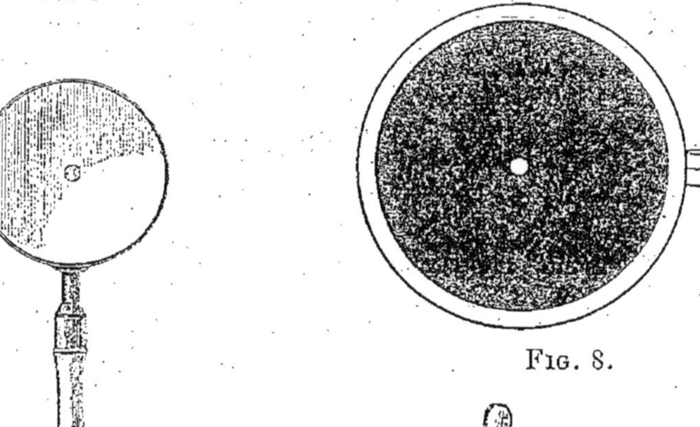

FIG. 7. FIG. 8.

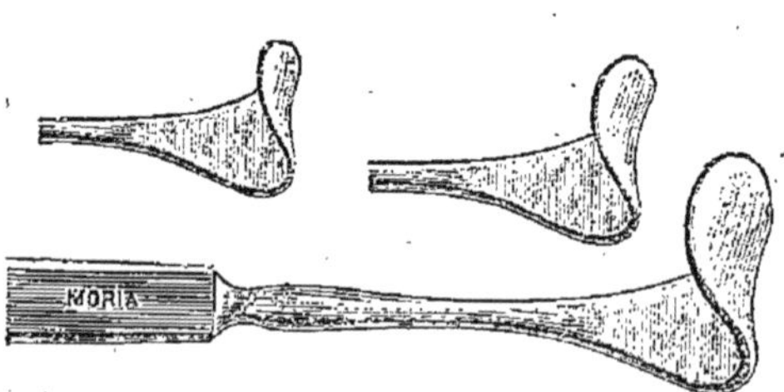

FIG. 9.

OUTILLAGE ÉLÉMENTAIRE DU PRATICIEN

FIG. 4. — Une lampe. — FIG. 5 et 6. — Deux loupes (12 et 15 dioptries).
FIG. 7. — Un miroir plan perforé. — FIG. 8. — Un écran avec trou sténopéique.
FIG. 9. — Ecarteurs de Desmarres.

II

EXAMEN OBJECTIF DU SEGMENT ANTÉRIEUR DE L'ŒIL

Inspection des paupières et du globe oculaire. — Miroitement de la cornée. — Eclairage latéral des divers plans du segment antérieur de l'œil. — La lueur pupillaire et ses altérations. — Recherche de la tension intra-oculaire.

Commencez par regarder l'œil. Mais il faut savoir regarder avec méthode, et pour cela, suivez un ordre anatomique.

Les *paupières* sont-elles rouges, gonflées?

Pressez doucement sur le *sac lacrymal*. Sort-il des larmes ou du pus par les *points lacrymaux?*

N'y a-t-il pas de rougeur du globe oculaire?

Où siège cette rougeur?

Y a-t-il de la sécrétion muco-purulente dans les culs-de-sac conjonctivaux?

Examinez successivement toutes les parties de la conjonctive.

Inspectez d'abord la conjonctive bulbaire; pour cela découvrez le globe en écartant largement les paupières (*fig.* 10).

Puis, recommandant au patient de regarder en haut, tirez en bas la paupière inférieure et déplissez ainsi le cul-de-sac conjonctival inférieur (*fig.* 11).

Retournez enfin la paupière supérieure ; pour

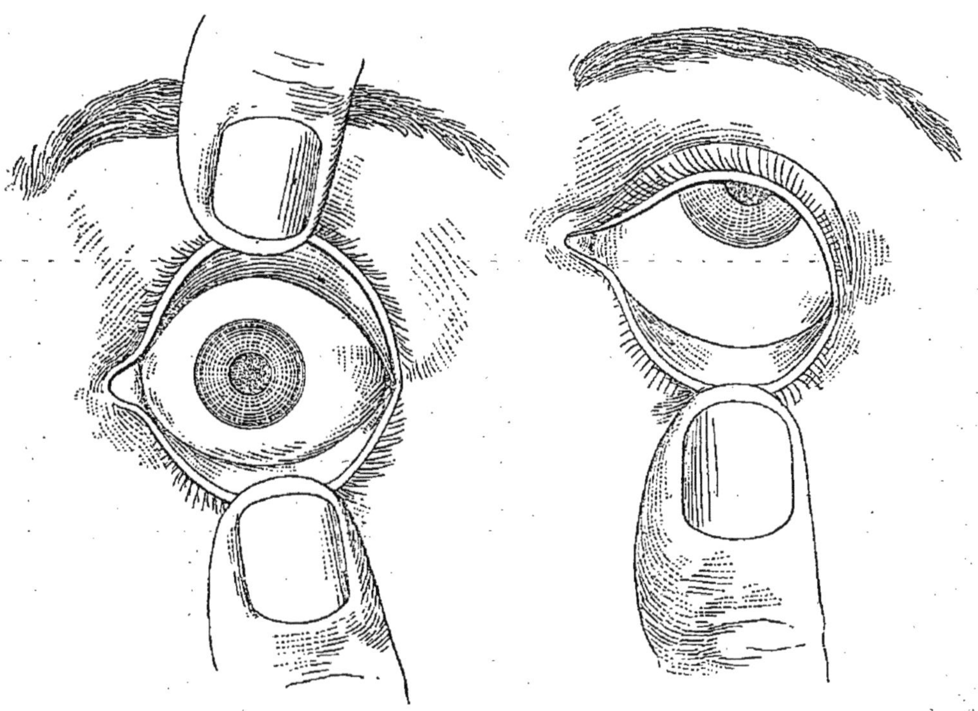

FIG. 10. — Inspection de la conjonctive bulbaire.

FIG. 11. — Abaissement de la paupière inférieure et déplissement du cul-de-sac conjonctival.

exécuter cette petite manœuvre, dites au patient de regarder en bas vers ses pieds, saisissez les cils entre le pouce et l'index et tirez légèrement la paupière en bas et en avant. En même temps, exercez du bord de l'index gauche une pression continue à la partie moyenne de la paupière (*fig.* 12).

Le cartilage tarse bascule, la paupière se retourne et sa doublure conjonctivale est à découvert (*fig.* 13).

Examinez ensuite les parties plus délicates de l'œil, c'est-à-dire ces milieux qui, dans la classique comparaison du globe oculaire et de l'appareil photographique, répondent à l'objectif. Il faut se rappeler leur disposition anatomique : l'objectif est constitué ici par la cornée, en avant, et le cristallin en arrière ; entre les deux, l'iris joue le rôle d'un diaphragme à ouverture centrale mobile, la pupille (*fig.* 14).

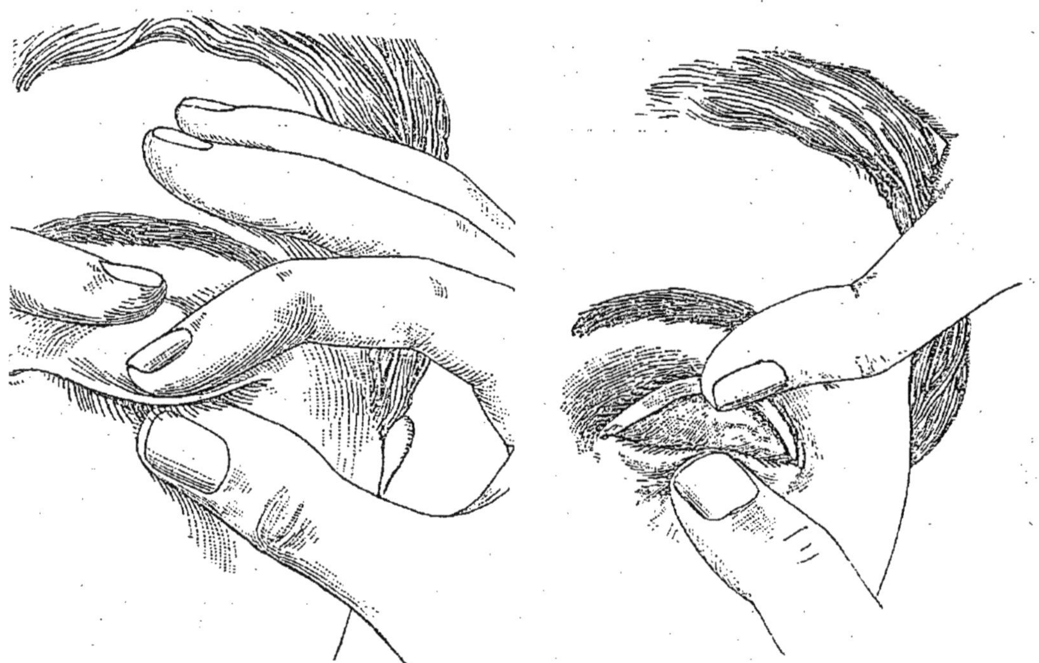

Fig. 12. — Retournement de la paupière supérieure (1er temps).

Fig. 13. — Retournement de la paupière supérieure (2e temps).

L'examen de la coupe ci-contre d'un segment antérieur normal et la lecture de la légende font voir avec détails la disposition et la forme de ces différents organes.

Quelle est la première qualité d'un bon objectif? Le poli de ses lentilles et leur transparence.

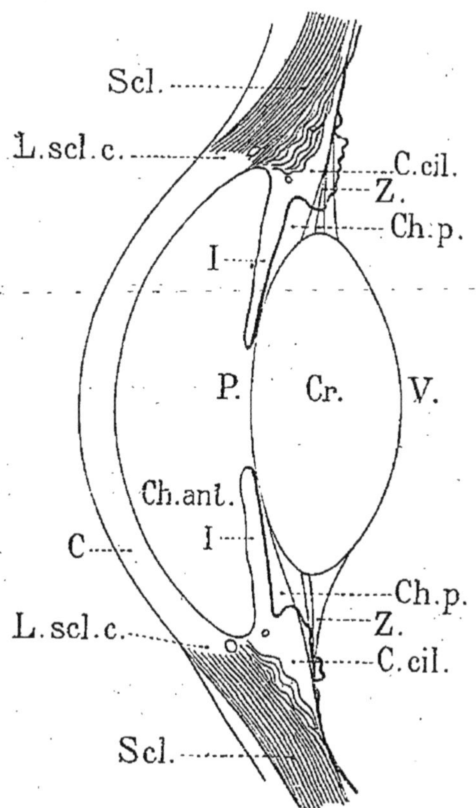

Fig. 68. — Coupe du segment antérieur d'un œil normal.

C. Cornée transparente. — Scl. Sclérotique. L. scl. c. Limbe scléro-cornéen. — Ch. ant. Chambre antérieure. — I. Iris. — C. cil. Corps ciliaire. — Cr. cristallin. — Z. Zonule de Zinn. — Ch. p. Chambre postérieure. — P. Orifice pupillaire. — V. Corps vitré.

Ce que le praticien doit bien savoir rechercher, c'est le *miroitement de la surface cornéenne* et la *transparence des milieux antérieurs de l'œil.*

Placez votre malade devant une fenêtre, écartez ses paupières (*fig.* 7), vous verrez une petite image des carreaux se faire sur la cornée. Priez-le de diriger son regard en bas, en haut, à droite, à gauche. Ainsi vous ferez miroiter successivement les différentes parties de la surface cornéenne. Des déformations ou du flou des images vous indiqueraient des irrégularités de courbure ou des altérations du poli.

*
* *

Pratiquez ensuite L'ÉCLAIRAGE LATÉRAL.

Faites asseoir votre malade à côté et un peu en arrière d'une lampe, de préférence dans une demi-obscurité.

Prenez une de vos lentilles (celle de 12 diop.) entre

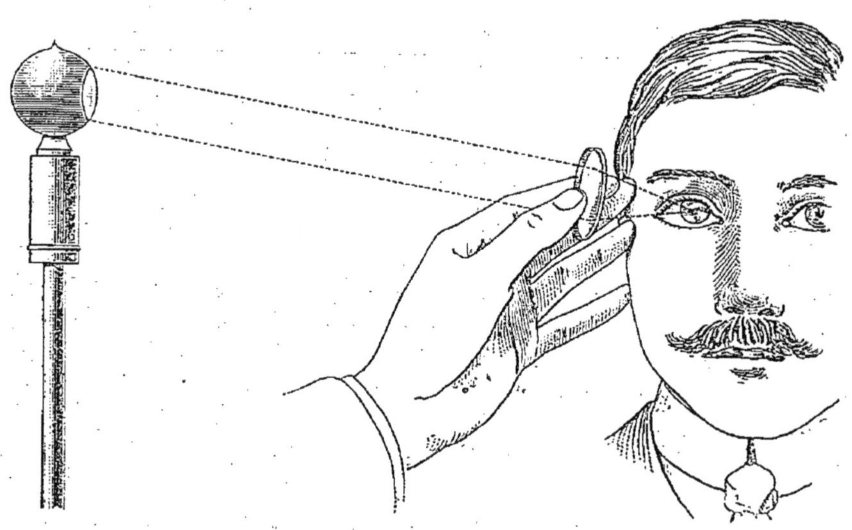

FIG. 15. — Éclairage latéral.

le pouce et l'index et, appuyant le bord cubital de votre main sur la tempe de votre malade, projetez le faisceau lumineux émané de la lampe et concentrez-le sur la partie à éclairer (*fig.* 15).

Vous faites de même regarder votre malade en haut, en bas, à droite, à gauche et vous jugez ainsi de la transparence de la cornée.

Vous pourrez y voir de petits corps étrangers, y découvrir des taches plus ou moins épaisses, *taies* anciennes, que les oculistes appellent, en grec, *néphélions* quand elles sont légères, *leucomes* quand elles sont épaisses.

Vous pourrez encore y voir de petites bulles (*phlyctènes*), des pertes de substance (*ulcères*); parfois enfin, vous éclairerez des vaisseaux rampant plus ou moins dans les couches superficielles (*Pannus*). (Voir la planche VIII, *fig*. 62.)

La chambre antérieure qui se trouve en arrière de la cornée et en avant de l'iris peut également être examinée à l'éclairage latéral.

Vous noterez si elle est profonde ou effacée, si l'humeur aqueuse qui la remplit est limpide, s'il n'existe pas à sa partie déclive un épanchement sanguin (*hyphéma*) (*fig*. 71), ou fibrino-leucocytaire (*hypopyon*) (*fig*. 63), car les oculistes parlent toujours grec.

Vous éclairez ensuite latéralement la face antérieure normalement veloutée de l'iris, et l'orifice pupillaire qui doit être parfaitement circulaire, sans bavures, et parfaitement mobile, sans adhérences.

Vous constaterez (*fig*. 23) s'il est dilaté (*mydriase*), contracté (*myosis*), de même dimension que du côté opposé (*inégalité pupillaire*).

Au centre de cette pupille, l'éclairage latéral laisse voir le reflet normal des couches antérieures du cristallin.

Quand le cristallin est opaque (*cataracte*) (*fig*. 75, Pl. IX), l'éclairage latéral montre un champ pupillaire grisâtre. Mais il y a là des causes d'erreur sur lesquelles nous reviendrons.

Toutes ces lésions du segment antérieur peuvent être très fines ou discrètes : il peut être utile de les chercher à un certain grossissement. De la main libre, prenez la seconde lentille et servez-vous-en comme d'une loupe pour examiner les parties éclai-

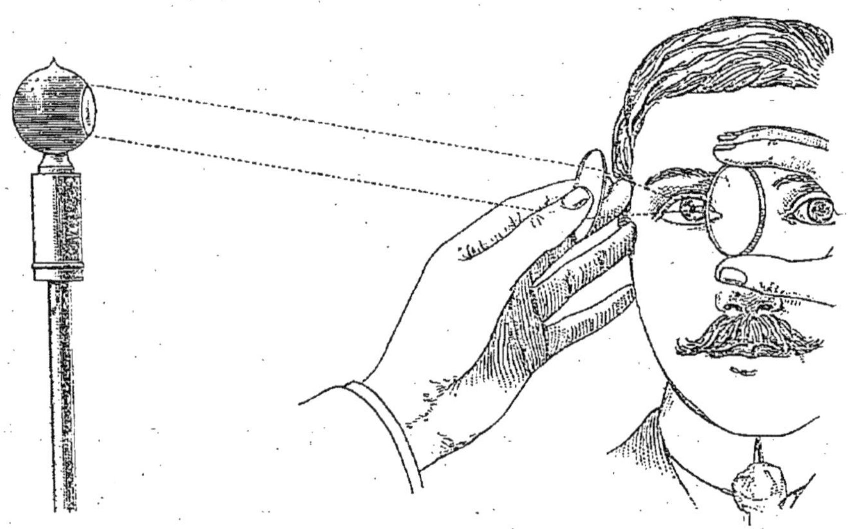

Fig. 16. — Éclairage latéral et examen à la loupe.

rées latéralement par la première lentille (*fig.* 16).

Au niveau de la pupille et du cristallin cesse l'utilité de l'éclairage latéral.

* * *

L'examen de la LUEUR PUPILLAIRE est indispensable quand on veut s'assurer de la transparence du cristallin.

C'est, pourrait-on dire, la manœuvre ophtalmoscopique minima, c'est la seule application que le praticien aura à faire du miroir perforé d'Helmholtz. Mais vous ne sauriez vraiment vous en dispenser si vous voulez apporter quelque précision à l'examen de vos malades.

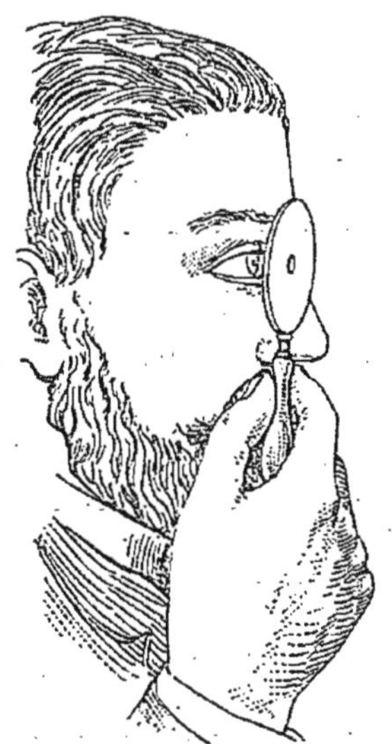

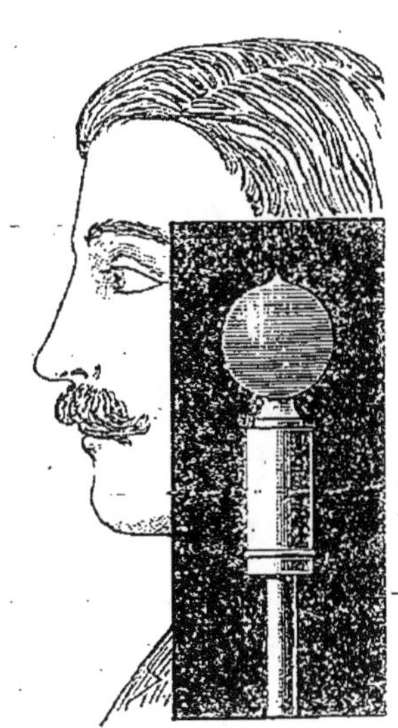

Fig. 17. — Examen de la lueur pupillaire.

Votre malade est toujours assis près de la lampe, la tête à l'ombre d'un écran

Prenez le miroir plan. Appliquez-le contre votre arcade orbitaire et projetez sur l'œil à examiner un faisceau lumineux (*fig.* 17). Si vous regardez en même temps par le trou de l'ophtalmoscope, vous verrez que la pupille qui, tout à l'heure, vous paraissait noire, s'éclaire, prend une teinte rosée. Vous voyez le fond d'œil illuminé. (*Pl III*, *fig.* 18, 19, 20, 21.)

Sans doute, vous n'en percevez pas les détails, mais au moins, vous constatez que le cristallin est transparent et laisse pénétrer la lumière. C'est ce que vous vouliez savoir.

Nos causeries ultérieures nous apprendront que la lueur pupillaire est parfois altérée.

D'abord des dépôts d'iritis peuvent boucher la pupille ; des rayons noirâtres peuvent indiquer des opacités cristalliniennes (*fig.* 19, 20 21) ; une cataracte complète fait disparaître la lueur ; elle manque de même dans les hémorragies intra-oculaires abondantes.

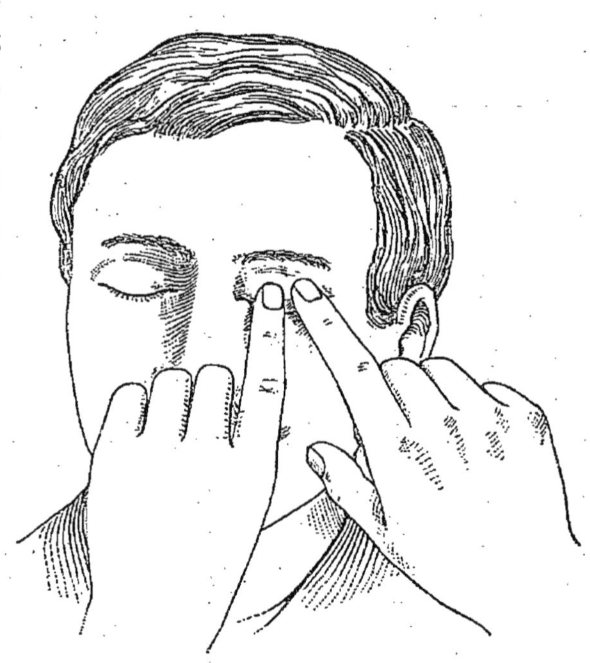

Fig. 22. — Recherche de la tension intra-oculaire.

* * *

Une application particulière de la palpation en ophtalmologie est la recherche de la tension intra-oculaire.

Priez le malade de regarder vers ses pieds et, appliquant vos deux index sur la paupière supérieure baissée, tâtez la résistance du globe oculaire comme si vous vouliez chercher la fluctuation d'un abcès (*fig.* 22).

Il y a là une sensation qu'il faut se mettre dans les doigts pour apprécier les variations si importantes de la tension intra-oculaire.

Nous en reparlerons souvent.

*
* *

Miroitement de la cornée, éclairage latéral, recherche de la lueur pupillaire, palpation, voilà ce qui permet de vérifier l'état du segment antérieur.

C'est la partie de l'œil abordable à une thérapeutique médicale ou chirurgicale efficace. Les affections doivent donc en être reconnues d'une façon précoce.

C'est ici que la collaboration du praticien et de l'oculiste sera féconde, aussi le médecin doit-il être rompu à ces procédés d'examen objectif.

Tous ces aspects du segment antérieur de l'œil doivent être bien appréciés et pour cela *étudiez avec soin et souvent des yeux normaux*. En oculistique, comme en médecine générale, on a trop tendance à n'examiner que des malades et c'est l'état normal qu'il faut d'abord apprendre à bien connaître.

III

CAUSES D'ERREUR DANS L'EXAMEN DES RÉFLEXES PUPILLAIRES

Complexité des causes qui modifient les dimensions de la pupille. — Réflexe lumineux direct. — Réflexe lumineux consensuel. — Dispositions anatomiques de l'arc réflexe. — Réflexe à la convergence. — Réflexe palpébral; à la douleur, à l'émotion. — Technique pour rechercher séparément chacun de ces réflexes. — Examen rapide de la motilité des globes oculaires.

L'examen des dimensions de la pupille et surtout l'étude des mouvements pupillaires offrent un intérêt capital et fournissent, vous le savez, des renseignements précieux tant sur l'état de l'œil que sur l'état du système nerveux.

Examiner une pupille et chercher un réflexe pupillaire n'est d'ailleurs pas aussi simple qu'on pourrait le croire, car des circonstances multiples agissent sur les dimensions et les mouvements de la pupille. Il en résulte plusieurs erreurs à éviter.

On sait qu'il existe un sphincter de l'iris innervé par le moteur oculaire commun et dont la contraction rétrécit la pupille.

On est moins fixé sur l'existence d'un muscle dilatateur, qui est probable physiologiquement, mais qui n'a pu être démontré objectivement de façon indiscutable. Ce muscle est, sans doute, dissimulé dans le stroma ou dans l'épithélium pigmentaire de la face profonde de l'iris. Il serait innervé par le grand sympathique, dont l'action dilatatrice est certaine.

*
* *

La simple inspection permet une étude en quelque

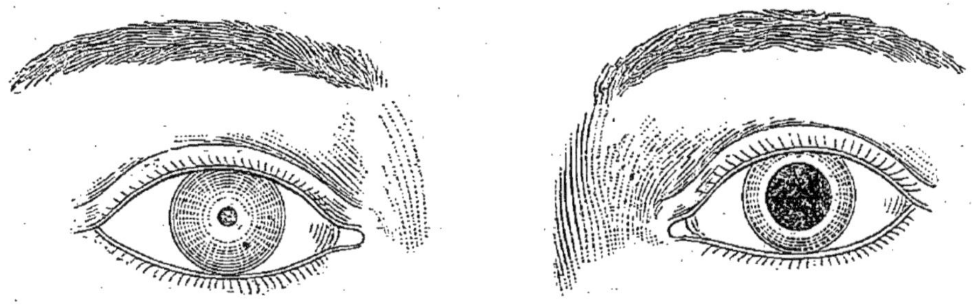

Fig. 23. — Myosis et mydriase.

sorte statique des pupilles. Mais il importe de les inspecter dans de bonnes conditions.

Placez votre malade dans un demi-jour et, sans attirer son attention, notez si les pupilles sont petites (*myosis*), dilatées (*mydriase*), inégales (*inégalité pupillaire*) (*fig.* 23).

Observons ensuite les mouvements normaux d'une des pupilles.

D'abord, elle est influencée par la lumière : elle se dilate dans l'obscurité et se contracte sous l'influence d'une excitation lumineuse. C'EST LE RÉFLEXE LUMINEUX DIRECT.

Regardons ensuite la pupille du côté opposé. Si, par exemple, nous éclairons l'œil gauche, nous constatons que la pupille de l'œil droit s'est également contractée. Normalement, l'excitation lumineuse monolatérale a déterminé une contraction bilatérale du sphincter des pupilles. C'EST LE RÉFLEXE LUMINEUX CONSENSUEL.

Voilà donc deux phénomènes dus à l'excitation lumineuse : contraction de la pupille de l'œil excité directement. Contraction synergique de la pupille de l'œil non excité directement.

Les réactions des pupilles sont expliquées par la disposition anatomique de l'arc nerveux réflexe : il comprend une voie sensorielle centripète, un centre, une voie motrice centrifuge (*fig.* 24).

La voie sensorielle, née des cellules visuelles de la rétine, suit le nerf optique, subit la semi-décussation au niveau du chiasma pour aboutir aux corps genouillés externes et aux tubercules quadrijumeaux antérieurs. De là, elle se met en connexion, par le faisceau longitudinal postérieur, avec le centre du réflexe.

Le centre du réflexe pupillaire est probablement situé dans le noyau médian à petites cellules du moteur oculaire commun, qui serait relié à son homonyme du côté opposé.

La voie motrice centrifuge suit le nerf moteur oculaire commun, le nerf du petit oblique, la racine courte du ganglion ciliaire, traverse le ganglion et aboutit,

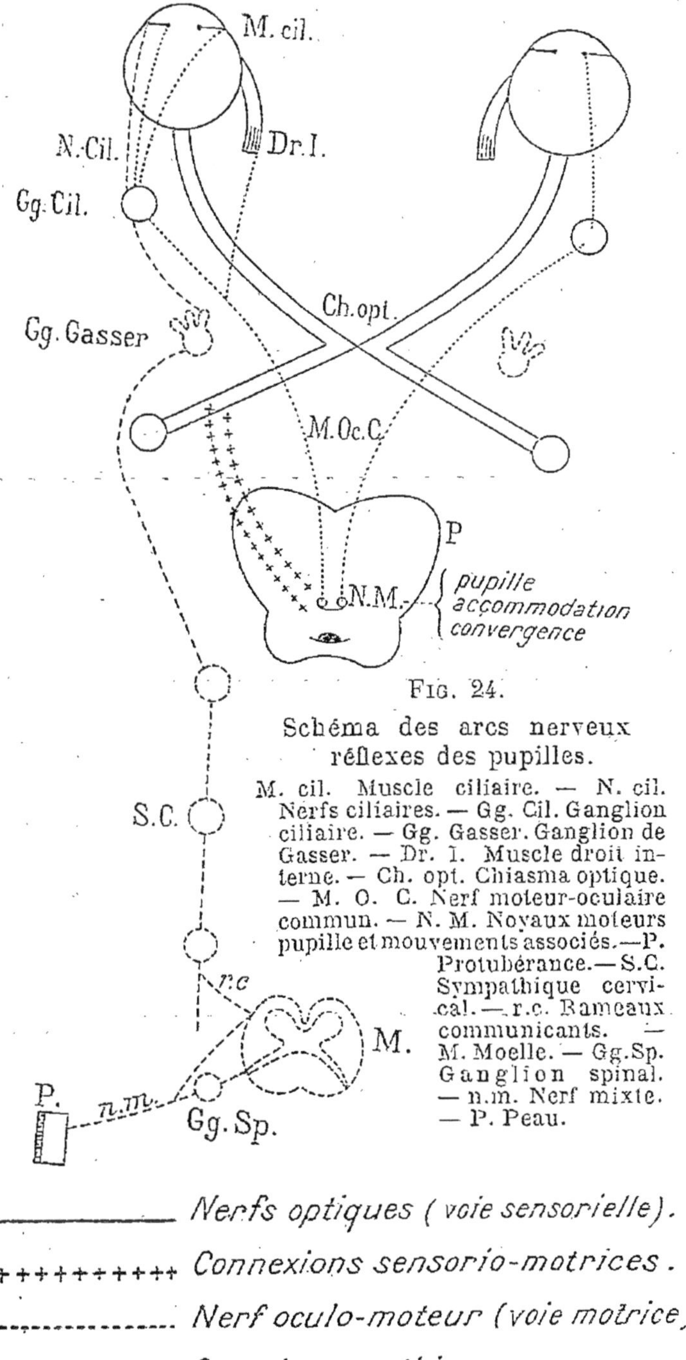

FIG. 24.

Schéma des arcs nerveux réflexes des pupilles.

M. cil. Muscle ciliaire. — N. cil. Nerfs ciliaires. — Gg. Cil. Ganglion ciliaire. — Gg. Gasser. Ganglion de Gasser. — Dr. I. Muscle droit interne. — Ch. opt. Chiasma optique. — M. O. C. Nerf moteur-oculaire commun. — N. M. Noyaux moteurs pupille et mouvements associés. — P. Protubérance. — S.C. Sympathique cervical. — r.c. Rameaux communicants. — M. Moelle. — Gg.Sp. Ganglion spinal. — n.m. Nerf mixte. — P. Peau.

par les nerfs ciliaires courts, au sphincter de la pupille.

L'intégrité de cet arc nerveux compliqué est indispensable au bon fonctionnement du réflexe lumineux direct.

La contraction consensuelle de la pupille opposée s'explique par l'entrecroisement au niveau du chiasma d'une partie des fibres pupillaires centripètes du nerf optique et, sans doute, par les connexions qui existent entre les deux noyaux médians de chaque moteur oculaire commun.

Il existe un autre réflexe non moins important : La pupille, moyennement dilatée dans le regard au loin se contracte pendant la vision des objets rapprochés.

En effet, dans la vision d'un objet rapproché, ces trois actes : rotation des deux globes en dedans, mise au point du système dioptrique sur cet objet, rétrécissement de la pupille, ont toujours été associés dans l'espèce, et sont devenus synergiques chez l'individu.

Ce mode de contraction pupillaire constitue LE RÉFLEXE PUPILLAIRE A L'ACCOMMODATION *ou mieux* A LA CONVERGENCE.

La pupille a d'autres mouvements réflexes moins importants : quand on dit à quelqu'un de serrer très énergiquement les paupières, ses pupilles se contractent. On s'en rend compte en lui commandant d'ouvrir aussitôt les yeux, on voit les pupilles se dilater légèrement. C'EST LE RÉFLEXE PUPILLAIRE PALPÉBRAL.

Enfin, une excitation douloureuse périphérique, un pincement à la peau, par exemple, produit une dilatation pupillaire, résultat de l'excitation du grand sympathique. La peau est reliée par les nerfs sensitifs aux racines postérieures de la moelle.

Le *centre dilatateur* siège dans la moelle dorsale au niveau de la huitième paire cervicale et de la première paire dorsale.

Les *fibres dilatatrices* partent des racines antérieures de la moelle, passent dans le ganglion thoracique par le rameau communicant, suivent le sympathique cervical, les rameaux carotidiens, le ganglion de Gasser, l'ophtalmique de Willis et les nerfs ciliaires longs pour aboutir à l'iris (sans affecter de rapport avec le ganglion ciliaire).

La peur ou l'émotion produisent de même la dilatation de la pupille, mais les connexions de l'écorce avec les fibres dilatatrices sont encore incertaines.

*
* *

Diverses excitations peuvent s'associer ou se confondre ; ce sont là causes d'erreur dans la recherche des réflexes pupillaires.

Recommandez à votre malade de laisser ses yeux naturellement ouverts, sans effort. — Mettez la paume de la main sur l'œil que vous ne voulez pas examiner ; faites regarder au loin et vaguement un objet situé un peu de côté.

Voilà les préliminaires.

Pour exciter maintenant l'œil découvert, approchez vivement une lumière de la tempe de votre malade.

Si la contraction pupillaire se produit, elle est bien due à l'excitation lumineuse de la rétine examinée.

Vous avez, en effet, évité toute cause d'erreur :

La main qui couvre l'œil opposé empêche toute possibilité de contraction par excitation consensuelle. C'est le premier point.

Le regard vague, posé sur un objet éloigné et latéralement situé, empêche la contraction pupillaire due à la convergence ou à l'accommodation. C'est le second point.

Enfin, puisque les mouvements palpébraux s'accompagnent de mouvements pupillaires assez mal définis, mais certains, ne faites pas ouvrir ou fermer les yeux de votre malade ; priez-le de les garder ouverts naturellement. Vous éliminez la troisième cause d'erreur.

Quant à la quatrième due à l'émotion, elle disparaît si l'on prolonge un peu l'examen en rassurant le malade.

Recherchons maintenant le réflexe consensuel, un peu plus difficile à observer. Procédez comme précédemment, mais au lieu d'appliquer à plat la paume de la main sur un œil, faites avec cette main une cloison sagittale à la racine du nez. Et regardez si la pupille opposée à l'œil excité se contracte. Si oui, le réflexe lumineux consensuel existe.

Pour l'examen du réflexe à la convergence, placez votre malade dans un éclairage modéré qui laisse les pupilles en dilatation moyenne. Faites regarder d'abord un objet sombre et éloigné de quelques mètres, puis commandez de fixer votre doigt placé par exemple à 20 centimètres du front du patient. La contraction pupillaire s'observe facilement. Faites de nouveau regarder au loin : dilatation pupillaire, c'est la contre-épreuve.

Les autres mouvements pupillaires sont trop complexes et trop vagues pour qu'on en puisse cliniquement tirer des déductions importantes.

Rappelez-vous les seulement pour les empêcher de se produire au cours de la recherche des réflexes lumineux et du réflexe à la convergence [1].

*
* *

Le complément indispensable de l'étude des réflexes lumineux est la recherche de la motilité des globes oculaires.

Examinez successivement les mouvements isolés de chaque œil, puis les mouvements associés des deux yeux.

Pour l'étude des MOUVEMENTS ISOLÉS, priez le malade de fixer votre doigt et de le suivre du regard. Déplacez-le à droite, à gauche, en haut et en bas, vous constateriez ainsi les paralysies marquées des muscles de l'œil.

Les MOUVEMENTS ASSOCIÉS sont des mouvements de latéralité et des mouvements de convergence.

1. A propos des syndromes pupillaires, nous étudierons les indications séméiologiques précieuses fournies par un bon examen des réflexes.

Pour examiner les mouvements de *latéralité*, faites suivre des deux yeux votre doigt ou un petit objet déplacé à droite, à gauche, en haut et en bas.

Pour examiner la *convergence*, faites fixer une pointe de crayon tenue à un mètre et rapprochez-la jusqu'à dix centimètres environ du nez du malade.

Nous reparlerons de cet examen et de ses résultats à propos de la diplopie et des paralysies oculo-motrices.

IV

COMMENT SE FAIRE UNE IDÉE SUFFISANTE DE L'ACUITÉ VISUELLE ET DU CHAMP VISUEL ?

La « plaque sensible » de l'œil. — Macula et acuité visuelle. — Rétine périphérique et champ visuel. — Détermination rapide de l'acuité visuelle. — Transparence des milieux et mise au point ; le trou sténopéique. — Echelles pour la mesure de l'acuité visuelle. — Détermination rapide du champ visuel ; un campimètre improvisé ; périmètre.

Dans la classique comparaison de l'œil et de l'appareil photographique, la rétine est l'équivalent de la plaque sensible.

A la rétine, plaque sensible, se rattache la choroïde qui nourrit ses couches externes et le nerf optique qui conduit au cerveau ses impressions.

Si vous êtes curieux d'anatomie, étudiez la coupe, la légende et le schéma des figures 87, 88, qui vous indiquent les connexions intimes de ces organes.

Pratiquement, toutes les maladies de la rétine, de la choroïde et du nerf optique peuvent donc être considérées comme une altération de notre plaque sensible.

Voyez quelle importance il y a à bien déterminer l'état du fond d'œil ! Vous ne savez pas le voir, vous pouvez du moins vérifier son fonctionnement.

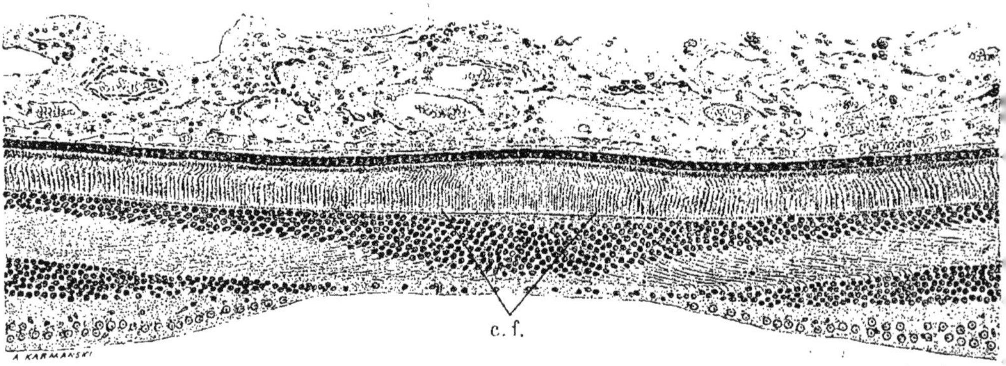

c. f.

A KARMANSKI

FIG. 25. — Fovéa humaine. — Fixation par les vapeurs osmiques. — Coupe suivant l'axe vertical de l'œil. — Grossissement 170 diam
(D'après ROCHON-DUVIGNEAUD. *Archiv. d'anal. micros.*)

ch. Choroïde. — 1. Epithélium pigmentaire. — 2. Couche des cônes et bâtonnets. — 3. Couche des grains externes. — 4. Couche de fibres de Hen
5. Plexus basal (couche plexiforme externe). — 6. Couche des cellules bipolaires et unipolaires. — 7. Plexus cérébral (couche plexiforme inter
8. Couche des cellules ganglionnaires. — 9. Couche des fibres nerveuses. — 10. Limitante interne. — c.f. Cônes fovéaux (bouquet central).

Nous voyons nettement les objets que nous fixons, et cela à l'aide d'une région hautement différenciée, la macula. La figure 25, considérablement grossie, permet d'apprécier son peu d'étendue (trois ou quatre dixièmes de millimètre) et sa structure délicate.

Une lésion portant sur cette région empêchera de lire les fins caractères.

Mais nous ne voyons pas seulement ce que nous fixons. Nous percevons, d'une façon moins nette, les objets placés sur le côté, et en haut, et en bas. C'est ainsi que lorsque je regarde l'heure à une pendule placée sur une cheminée, j'aperçois en même temps le décor de la pièce et les sièges qui sont près du foyer. Il y a donc une sensibilité plus obtuse, mais certaine, des parties latérales de la rétine, sensibilité qui va en diminuant de la macula à la périphérie.

Etudier le fonctionnement de la macula, c'est prendre l'acuité visuelle.

Etudier l'état des régions périphériques, c'est prendre le champ visuel.

Pour faire l'un et l'autre avec précision, il faudrait un outillage trop encombrant pour le praticien. Sans chercher à faire des mesures exactes, vous pouvez pourtant vous faire une idée qui vous conduira à ce diagnostic d'attente dont nous avons parlé.

* *
*

Dites-vous d'abord :

— Mon patient a-t-il une bonne acuité visuelle ? et

pour cela faites-le lire. Mais avant de lefaire lire, vous avez deux questions préalables à vous poser, l'une relative à la transparence des milieux, l'autre aux vices de réfraction.

— Mais cela, c'est de l'ophtalmologie spéciale !

— Sans doute ; vous pouvez toutefois vous en faire une idée schématique.

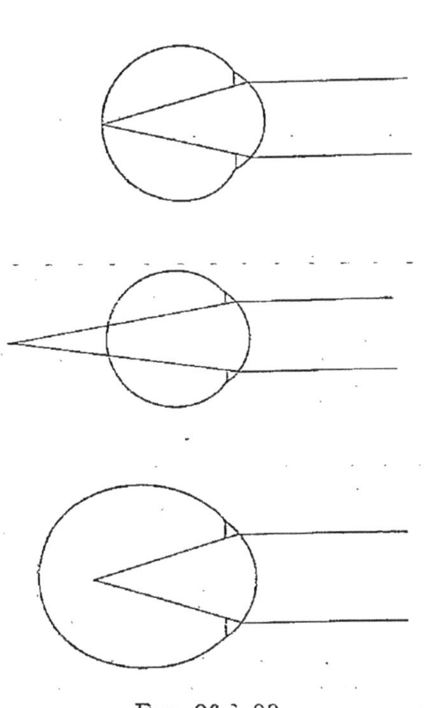

Fig. 26 à 28.
Marche des rayons lumineux dans
Fig. 26. — L'œil emmétrope.
Fig. 27. — L'œil hypermétrope.
Fig. 28. — L'œil myope.

Reprenons la comparaison avec l'appareil photographique ; il faut un bon objectif transparent, et une bonne mise au point. De même pour l'œil.

L'objectif est-il transparent ? Vous le savez si vous avez examiné le segment antérieur et cherché la lueur pupillaire. Jusqu'ici, pour vous, pas de difficulté.

— Mais la mise au point ?

— Nous avons, en effet, des yeux trop longs (myopes) ou trop courts (hypermétropes) ; des malades qui accommodent et d'autres pas. Dans tous ces cas, les notions élémentaires de physique montrent qu'il se fait sur la rétine, non pas une image nette, mais des cercles de diffusion (voyez schémas), d'où mauvaise acuité visuelle. Le préliminaire obligé de l'exploration fonctionnelle de la macula est donc la correction des vices de réfraction.

— Mais alors, il me faut une boîte de verres et vous allez faire de moi un spécialiste !

— Je m'en garde ! Je veux simplement vous enseigner un procédé qui atténue les inconvénients de cette mauvaise mise au point.

Vous savez, pour avoir fait de la photographie, qu'en diaphragmant, vous corrigez les erreurs de mise au point ? De même pour l'œil. Les myopes le savent in-

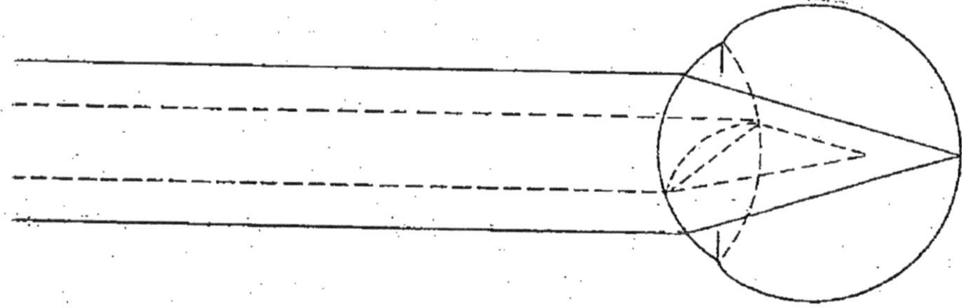

Fig. 29. — L'œil astigmate dans lequel se combinent plusieurs modes de réfraction.

consciemment, qui clignent pour mieux voir à travers une petite fente palpébrale.

Comme toujours, examinez chaque œil séparément.

Faites lire votre malade, et s'il voit mal dites-lui de regarder à travers le trou sténopéique dont nous vous avons parlé (à la rigueur à travers une carte de visite percée d'un trou de grosse épingle). Si sa mauvaise vision est causée par un vice de réfraction, il aura, en diaphragmant ainsi, une notable amélioration d'acuité. Les faisceaux lumineux qui atteignent la rétine sont si étroits que les cercles de diffusion dont nous vous parlions plus haut deviennent de véritables points, donnant des images assez nettes (*fig.* 30).

C'est aussi par ce petit moyen qu'un presbyte qui a oublié son lorgnon pourra déchiffrer quelques mots écrits très fins.

Si la lueur pupillaire est normale et si vous n'obtenez aucune amélioration avec le trou sténopéique, il est probable qu'il y a une lésion du fond de l'œil.

Voilà donc réglées nos deux questions préliminaires

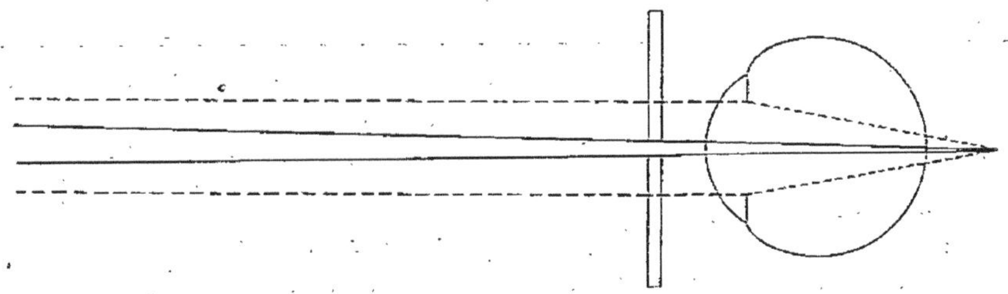

Fig. 30. — Vision à travers un trou sténopéique.

et vous savez maintenant approximativement ce que le malade peut lire.

*
* *

Cette détermination n'est qu'approximative, et il est bon que vous connaissiez le principe de méthodes plus rigoureuses de détermination de l'acuité visuelle.

Les oculistes se servent de ce qu'ils nomment des optotypes ou échelles d'acuité visuelle.

Il s'agit de mesurer le pouvoir séparatif de chacune des rétines, c'est-à-dire la faculté de voir séparément deux points rapprochés. Pour un œil normal, ce *minimum separabile*, comme nous disons, est représenté, en moyenne, par deux points tels que les droites qui joignent ces points au centre optique de l'œil forment entre elles un angle de 1 minute (*fig.* 31).

Les échelles d'acuité sont, en général, des tableaux de lettres dans lesquelles chacun des traits est vu sous un angle de 1 minute ou d'un multiple de 1 minute.

Par exemple, la lettre type qui représente l'unité d'acuité visuelle à la distance de 5 mètres est vue,

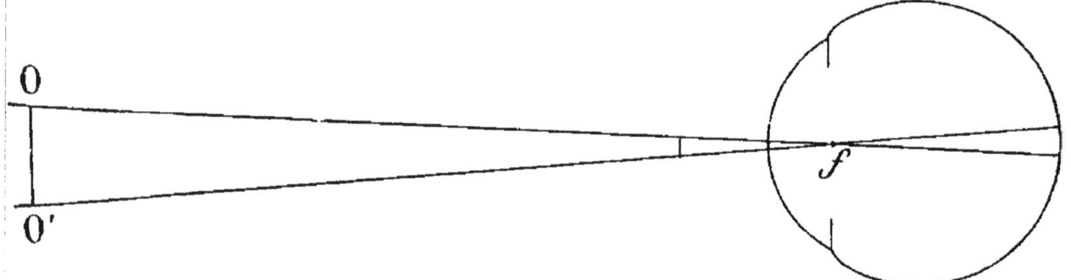

FIG. 31. — ANGLE VISUEL formé par les rayons qui partent des extrémités de l'objet OO', se croisent au point focal *f* et aboutissent à la rétine.

dans son ensemble, sous un angle de 5 minutes ; mais chacun des traits qui la composent est vu sous un angle de 1 minute.

Si le malade ne voit qu'une lettre dix fois plus grande, il n'aura que 1/10 d'acuité visuelle ; une lettre deux fois plus grande, il aura 1/2 d'acuité.

*
* *

Il était bon que vous connaissiez ce principe. Mais nous ne vous engageons pourtant pas à acheter des tableaux d'acuité, car vous ne cherchez pas à mesurer l'acuité, vous essayez de vous en rendre compte approximativement.

Un journal peut vous suffire. Placez-le à 2 mètres environ du patient muni, s'il y a lieu, d'un écran à trou sténopéique. Les gros titres représenteront une acuité visuelle très faible ; choisissez dans les sous-titres les lettres majuscules les mieux formées, les plus détachées les unes des autres, puis de plus en plus petites jusqu'à celles qui ne seront plus lues. Encore une fois, n'introduisez ici aucun chiffre qui vous donnerait à tort l'illusion d'être précis ; mais en comparant avec votre propre acuité, vous aurez une idée plus nette de ce que voit ou ne voit pas votre client, plus nette surtout que si vous vous contentiez, comme on le fait trop souvent, de ces phrases vagues : « ma vue baisse » ou « je n'y vois plus ». Ces conseils vous paraissent peut-être naïfs, mais vous ne sauriez croire combien médecins et malades se trompent dans cette matière, tantôt en s'effrayant sans motif, tantôt en négligeant les troubles visuels les plus sérieux.

On a peur d'une conjonctivite qui laisse l'acuité visuelle intacte, on méconnaît un glaucome chronique qui rend impossible la lecture des titres moyens du journal. Et quand la lésion est monoculaire, quand elle s'installe sournoisement, c'est la détermination de ce que voit chaque œil *séparément* qui seule est révélatrice.

La clinique ophtalmologique, comme toute la clinique médicale, est l'art d'analyser les symptômes les plus simples.

*
* *

Apportez une même simplicité dans l'importante détermination du champ visuel. Recherchez approximativement les points de l'espace vus par les parties périphériques de la rétine.

Les oculistes utilisent un arc de cercle gradué en degrés d'angle qu'ils nomment périmètre. L'œil à examiner étant placé au centre du cercle fixe tout le temps le O placé juste en face de lui. On promène sur l'arc un index de papier blanc d'un centimètre carré environ, en priant le malade d'indiquer le moment où il commence à l'apercevoir. Et cela dans toutes les directions, vers la tempe, vers le nez, en haut et en bas. Voici le graphique donné par l'examen du champ visuel des yeux normaux (*fig.* 32 et 33).

Le médecin n'a pas de périmètre, mais vous savez déjà procéder plus simplement. Faites fixer à votre malade le bout de votre nez ; promenez votre doigt à 20 centimètres environ de sa figure, dans toutes les directions et priez-le de vous indiquer quand il cesse de l'apercevoir.

Comparez surtout de cette manière le champ visuel des deux yeux. Vous ne pourrez pas noter de la sorte les encoches légères, les scotomes ou petites lacunes correspondant à des plaques d'anesthésie rétinienne, mais les larges rétrécissements comme dans les hémianopsies, le décollement de la rétine, l'atrophie tabétique avancée.

Voulez-vous apporter plus de précision? Placez le

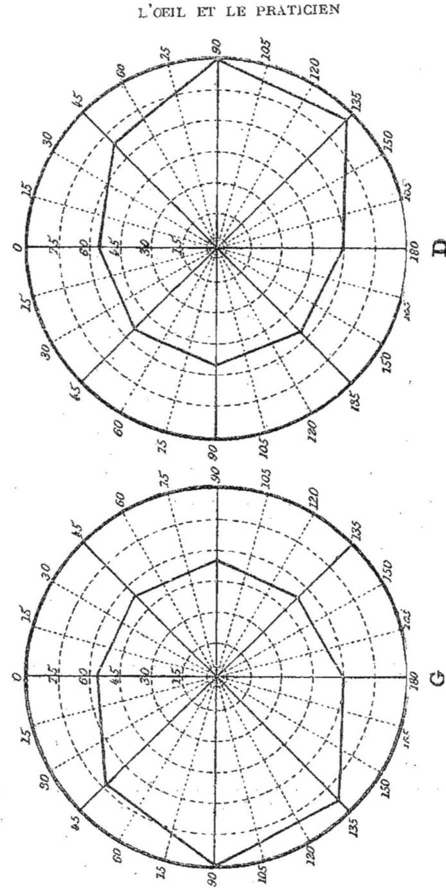
D
G

sujet devant un mur sombre en lui faisant fixer un point à hauteur de l'œil. Promenez sur le mur un petit carré de papier blanc (1 cm² environ) fixé à un porte-plume par exemple, et notez à la craie les points où il cessera d'être perçu. Ce procédé, dit du campimètre, pourra donc être improvisé par vous, de façon fort simple.

Malheureusement il y a des causes d'erreur. Vous les concevez facilement. La courbe limite dépend essentiellement de la distance de l'œil au mur, et si l'œil n'est pas très rapproché de ce mur, les points de la vision latérale ne peuvent être inscrits sur lui.

Ici encore, c'est en comparant votre propre champ visuel avec celui du malade, projeté sur le mur que vous pourrez obtenir des indications intéressantes, mais, encore une fois, indications et non mesure, car vous vous tromperiez si vous croyiez avoir ainsi rigoureusement mesuré le champ visuel de votre malade.

*
* *

Faut-il parler du champ visuel des couleurs ? Non, car sa détermination est délicate.

Bornez-vous à savoir que pour chacune des couleurs, les limites du champ visuel sont de moins en moins étendues, larges encore pour le bleu, plus faibles pour le rouge, assez petites pour le vert.

Nous espérons vous avoir montré qu'à côté de la technique spéciale compliquée, il y a une technique ophtalmologique fort simple, à la portée du praticien.

Son application aux maladies de l'œil les plus fréquentes vous en montrera par la suite l'utilité.

V

LES YEUX ROUGES

La rougeur de l'œil, signe banal, ne signifie pas uniquement et pas toujours conjonctivite. — La rougeur de la conjonctivite s'accompagne de sécrétion et n'abaisse pas la vision. — La rougeur ciliaire et les troubles visuels dans la Kératite, l'Iritis et le Glaucome. — Autres rougeurs : Sclérite, Ecchymoses sous-conjonctivales.

Voici un malade dont l'œil est rouge. Que peut-il avoir ? Beaucoup de choses.

Comme la rougeur est le signe le plus évident de la conjonctivite, on a trop tendance à confondre rougeur du globe et conjonctivite, c'est-à-dire à voir dans tout œil rouge une inflammation de la muqueuse de revêtement, peu grave en soi.

Il faut vous méfier de ce diagnostic de conjonctivite, sorte de diagnostic à tout faire. Posé à la légère, il peut conduire à méconnaître des inflammations plus profondes et plus dangereuses.

En effet, l'œil est plus ou moins rouge dans toutes les maladies du segment antérieur.

Il y a là, superposées sur un petit espace, des couches histologiques de valeur et de résistance fort différentes et la congestion inflammatoire est rarement limitée à l'une d'elles. Ici, la difficulté est donc de reconnaître le siège exact et principal de l'affection.

En d'autres termes, CONJONCTIVITES, KÉRATITES, IRITIS OU GLAUCOMES, toutes maladies fréquentes mais inégalement graves se traduisent par ce signe commun, une rougeur du globe oculaire (*fig.* 34 à 39).

Il existe, dans des cas plus rares, des plaques violacées qui traduisent l'inflammation de la tunique fibreuse de l'œil, ÉPISCLÉRITE OU SCLÉRITE.

Enfin, une ECCHYMOSE, un épanchement sanguin SOUS-CONJONCTIVAL déterminent une rougeur particulièrement vive et plus ou moins étendue.

Et pour compliquer encore les choses, la conjonctive, surtout si elle a été irritée par un traitement, s'enflamme souvent dans les maladies profondes.

— Mais alors, il est bien difficile à interpréter, ce symptôme rougeur ?

— Non ! si l'on veut bien analyser et examiner avec soin les divers types de la rougeur et ses associations à d'autres symptômes dans chacune des maladies du segment antérieur.

*
* *

La conjonctive est le plan superficiel. Quand elle est injectée, ses vaisseaux, de grosseur variable, forment donc un lacis superficiel à mailles irrégulières, rouge vif ou rouge brique (*fig.* 24). Ils occupent plutôt le fond des culs-de-sac conjonctivaux que le bord de la cornée (*fig.* 40).

La conjonctive est aussi une muqueuse ; une muqueuse enflammée n'est pas seulement rouge, elle sécrète. Il faut demander au malade :

« Avez-vous les yeux collés ? les paupières sont-elles agglutinées le matin au réveil ? »

Il faut chercher, en tirant en bas la paupière inférieure et en déplissant le cul-de-sac conjonctival, s'il y a de la sécrétion (filaments de fibrine, muco-pus, glairons dans l'angle interne, etc.).

Si notre œil rouge sécrète, il a une conjonctivite. Mais n'a-t-il qu'une conjonctivite ?

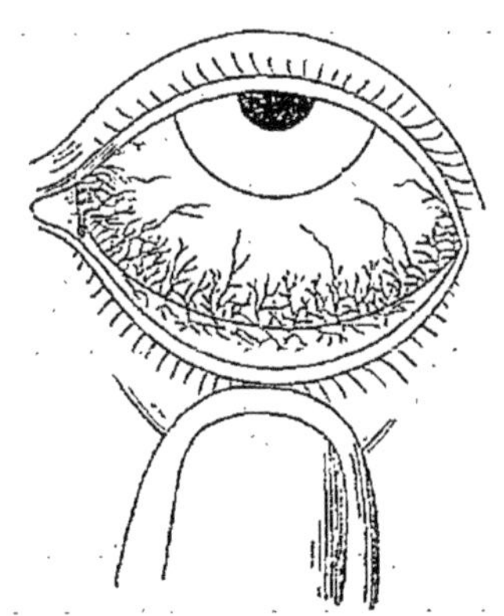

Fig. 40.
Injection conjonctivale.

L'inflammation simple d'une muqueuse de revêtement qui, anatomiquement, s'arrête au bord de la cornée, n'altère en rien les milieux dioptriques et ne doit donc pas troubler la vue.

Prenez un journal et après avoir, si c'est nécessaire, débarrassé l'œil par un lavage de la sécrétion qui l'encombre, faites lire votre malade. Si l'œil rouge et sécrétant y voit très clair, il n'a qu'une conjonctivite.

*
* *

Dans d'autres cas, ces petites manœuvres ne seront pas aussi simples, car le malade a de la photophobie, du larmoiement. Il serre les paupières.

Vous arriverez cependant à constater un autre mode de rougeur, l'*injection ciliaire périkératique* qui caractérise une inflammation plus profonde et qui se trouve dans les trois affections graves du segment antérieur, KÉRATITE, IRITIS, GLAUCOME.

Comment donc distinguer la rougeur ciliaire de la rougeur conjonctivale? Regardez et touchez.

S'il existe un cercle violacé ou même seulement rosé constitué par de fins vaisseaux rayonnés tout autour de la cornée, l'injection est sous-conjonctivale, c'est l'injection profonde, ciliaire (*fig.* 41).

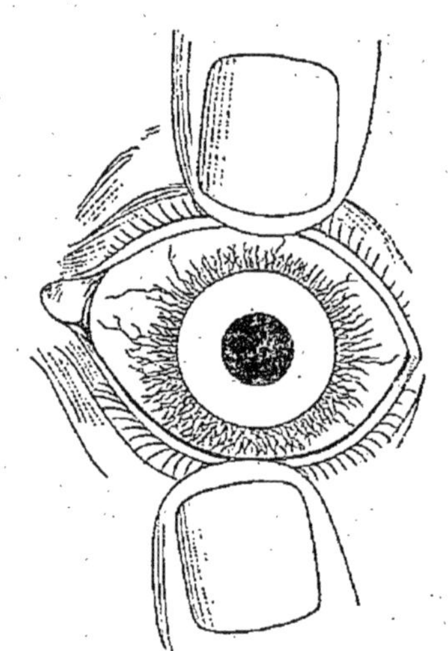

FIG. 41. — Injection ciliaire périkératique.

Tentez une contre-épreuve par le toucher : mobilisez la conjonctive. Pour cela, faites regarder votre malade en haut ; d'un doigt placé sur la paupière inférieure, essayez de faire glisser la conjonctive sur le globe. Si les vaisseaux se mobilisent, ils sont dans la conjonctive ; s'ils restent fixes, ils appartiennent au plan profond.

Mais n'oublions pas qu'un pareil schéma ne doit être qu'un guide d'examen ; souvent la conjonctive rougit plus ou moins par voisinage.

Ce qu'il faut faire, c'est, dans tout œil rouge, rechercher avec soin ce cercle périkératique, violacé, profond et finement radié. Sa présence est un signe de gravité, elle indique autre chose et plus que la banale conjonctivite.

C'est alors un ensemble symptomatique qui vous permettra de préciser le diagnostic des diverses affections.

Dans la KÉRATITE (*fig.*35), la photophobie et le larmoiement sont très marqués; l'éclairage latéral montre des ulcérations ou des élevures qui altèrent le miroitement normal.

Dans l'IRITIS (*fig.* 36), les mêmes troubles fonctionnels se retrouvent, mais ici l'éclairage latéral ne montre aucune lésion de la cornée. *La pupille est petite et irrégulière.*

Dans le GLAUCOME (*fig.*37), la rougeur est plutôt diffuse, la cornée comme brumeuse, la pupille est moyennement dilatée. *L'œil est dur.*

Dans ces trois derniers cas, le malade ne peut lire ou lit mal.

Naturellement le pronostic est bien différent de la conjonctivite qui n'est grave que par ses complications et les autres affections du segment antérieur qui lèsent des parties essentielles de l'œil. Ce pronostic dépend d'un traitement précoce et actif.

* * *

Voilà l'essentiel à se rappeler devant un œil rouge.

Vous ne serez guère embarrassé, en effet, par une sclérite ou par l'ecchymose sous-conjonctivale.

La SCLÉRITE (*fig.* 38), c'est bien une maladie inflammatoire, douloureuse, qui, au début du moins, permet au malade de lire, mais ses plaques mal limitées et parfois épaissies sont plutôt violacées que rouges.

L'ECCHYMOSE SOUS-CONJONCTIVALE (*fig.* 39), survenant chez l'enfant coquelucheux ou chez le vieillard artério-scléreux, vous la connaissez. C'est une tache de sang, ce n'est pas une rougeur, il n'y a aucun phénomène inflammatoire.

VI

CONJONCTIVITE; EST-ELLE GRAVE OU BÉNIGNE?

Classification microbiologique des conjonctivites ; laboratoire et clinique. — Y a-t-il conjonctivite ? — Caractères cliniques de gravité d'une conjonctivite. — Traitement d'un cas léger ; traitement d'un cas grave ; traitement d'une conjonctivite pseudo-membraneuse.

Au point de vue scientifique, la pathologie de la conjonctive est, à coup sûr, une des parties les plus avancées de l'ophtalmologie. Ce n'est pas dire qu'elle soit simple.

Grâce aux découvertes bactériologiques on a pu commencer une classification étiologique des conjonctivites aiguës. L'on sait notamment que certains germes se développent sur la conjonctive saine, l'infectent, et créent d'emblée une inflammation (conjonctivites à bacille de Weeks, conjonctivites à diplo-bacilles de Morax-Axenfeld, conjonctivites à gonocoques).

Par contre, d'autres microbes très répandus, comme le pneumocoque, le streptocoque, le bacille diphtérique, etc., ne paraissent pousser que sur une conjonctive préalablement irritée ou enflammée.

A ces infections si variables, la muqueuse réagit de façon très inconstante, et il ne faudrait pas croire qu'une même forme clinique de conjonctivite réponde toujours absolument à l'existence d'un même germe infectieux.

Si les conjonctivites exsudatives, dites catarrhales, sont habituellement dues au bacille de Weeks, au diplobacille ou au pneumocoque, elles peuvent exceptionnellement relever d'un microbe plus dangereux comme le gonocoque.

Les conjonctivites dites purulentes, plus habituellement gonococciques, peuvent être produites par le bacille de Weeks, le streptocoque et le staphylocoque.

De même, les fausses membranes de la conjonctive qui sont ordinairement dues au bacille de Lœffler s'observent aussi dans les conjonctivites à streptocoques, parfois dans certaines conjonctivites à bacille de Weeks ou même à gonocoques.

Dans ces diverses formes enfin, il peut y avoir des associations microbiennes.

Donc, pour le diagnostic des conjonctivites, comme pour celui des angines, ni la clinique ni la bactériologie ne suffisent isolément d'une façon absolue, elles se complètent.

Dans la pratique, l'outillage habituel du médecin ne lui permet pas de faire systématiquement la détermination bactériologique d'une infection. Appliquez-vous donc à diagnostiquer cliniquement les conjonctivites, sans cependant négliger les ressources que vous pouvez tirer du laboratoire.

*
* *

Il faudra souvent vous contenter de la vieille clinique pour résoudre ces deux problèmes :

Y a-t-il conjonctivite?

Est-elle bénigne ou grave?

Y A-T-IL CONJONCTIVITE ?

Vous verrez se présenter devant vous un malade à œil rouge, clignotant et larmoyant. Tantôt la rougeur est le signe dominant et le malade ouvre bien l'œil, tantôt elle s'accompagne d'un œdème de la paupière et de la conjonctive (chémosis).

Vous ne serez autorisé à parler de conjonctivite qu'à deux conditions : *si vous constatez de la sécrétion, si la vision est intacte.*

Commencez par l'interrogatoire. Le malade répondra :

« Depuis deux ou trois jours j'ai un œil (ou les yeux) rouge.

« Je ne souffre pas beaucoup, mais j'ai une sensation de cuisson et de corps étranger comme si j'avais reçu du gravier dans l'œil. »

Demandez : « Vos yeux sont-ils collés au réveil ?

— Oui ! il me faut les décoller à l'eau chaude. »

Cherchez la sécrétion par l'inspection. Les cils sont agglutinés par du pus jaunâtre concrété.

Dans le cul-de-sac hypérémié paraissent, plus ou moins abondants, tantôt des filaments blanc jaunâtre et tantôt du pus fluide mêlé aux larmes.

Renversez la paupière supérieure. Pour cela, faites regarder le malade en bas. Tirez les cils en haut et en avant en exerçant une pression sous l'arcade sourcilière, à la partie supérieure du tarse. La paupière bascule et montre sa conjonctive (*fig.* 12 et 13).

On ne voit pas, en général, le fond du cul-de-sac, mais la doublure palpébrale rouge, parfois couverte d'un exsudat pseudo-membraneux.

Si la conjontive seule est malade et s'il ne s'agit pas d'un petit enfant, vous trouverez dans l'examen fonctionnel une confirmation importante.

Ne vous laissez pas tromper par les phénomènes de diffraction dus aux exsudats qui voilent la cornée ; après avoir fait clignoter le malade et avoir débarrassé l'œil des filaments et du pus, essayez de le faire lire : s'il n'a qu'une conjonctivite, il y voit clair.

Par prudence, établissez un diagnostic différentiel :

En inspectant vous verriez un corps étranger méconnu de la conjonctive ou de la cornée.

Un œil atteint de KÉRATITE souffre, est plus photophobe, pleure plutôt qu'il ne sécrète, et la cornée, enchâssée dans son cercle violet, présente des lésions objectives (phlyctènes, ulcère, infiltration).

Dans l'IRITIS, encore plus de larmes que de pus ; rougeur périkératique; pupille petite, irrégulière et non mobile comme dans la conjonctivite. Baisse de la vision.

L'œil GLAUCOMATEUX sécrète peu, est dur sous le doigté et a, essentiellement, un trouble de la vue.

Concluons : *Dans tout œil rouge, cherchez le pus,*

constatez le poli cornéen, la mobilité pupillaire, la possibilité de lire, et alors vous pourrez dire sans crainte : il y a une CONJONCTIVITE.

*
* *

Les complications possibles font la gravité de la conjonctivite; ce sont essentiellement les ulcérations cornéennes qui peuvent aboutir à la perforation.

Il est donc important de prévoir dès le début quel sera l'avenir d'une conjonctivite et de répondre à cette question : l'infection est-elle bénigne? est-elle grave?

Voici *des caractères de bénignité :*

Les paupières à bords normaux, ou peu modifiés sont souples, sans œdème marqué. Il n'y a pas de ganglion préauriculaire ou il est petit, mobile, indolore.

Même si la rougeur et la sécrétion impressionnent le malade, rassurez-le.

Voici, par contre, *des signes de gravité :*

Les paupières sont œdématiées et dures, rigides et difficiles à retourner et même à ouvrir (*fig.* 44-46). Dans cette manœuvre d'ouverture méfiez-vous, de la projection du pus.

Un gros bourrelet œdémateux de la conjonctive fait hernie entre les paupières et enchâsse la cornée (*fig.* 45).

La conjonctive est parfois livide plutôt que rouge, et la sécrétion est citrine plutôt que purulente.

Le ganglion préauriculaire est gros et empâté. Portez un pronostic réservé, c'est une conjonctivite grave et ce sera bientôt plus qu'une conjonctivite.

Cela est un schéma. Entre ces extrêmes, il y a des

formes de transition. Une conjonctivite bénigne devra toujours être surveillée.

*
* *

En présence d'une conjonctivite à type grave, vous aurez avantage, si vous le pouvez, à faire faire un examen bactériologique.

L'existence du gonocoque, du bacille diphtérique, même du streptocoque, est un facteur de gravité.

Le diplobacille et le bacille de Weeks autorisent un pronostic bénin.

Recueillez dans le cul-de-sac un peu de sécrétion ou un morceau de fausse membrane avec un fil de métal flambé. Faites-en quelques frottis sur lame et envoyez-les à un laboratoire voisin.

Un examen rapide de la lame montrera des cocci ou des bacilles :

Ce sont des cocci? La question capitale qui se pose est de savoir si ce sont des gonocoques. Indépendamment de sa forme « diplocoque en grains de café » et de son siège intra-cellulaire, le gonocoque se distingue des autres cocci moins virulents parce qu'il ne prend pas le Gram.

Si vous avez affaire à des bacilles, surtout en cas de fausses membranes conjonctivales, il importe avant tout de savoir s'il existe du bacille diphtérique.

Un bacille long et mince (bacille de Weeks) ou un gros bacille court groupé par deux éléments bout à bout (diplobacille) ne donneront pas le change, car ils ne prennent pas le Gram. Le bacille diphtérique, au contraire, prend le Gram ; c'est une notion capitale.

Il est vrai que des bacilles saprophytes de la conjonctive présentent des caractères voisins qui les ont fait décrire sous le nom de pseudo-diphtériques, mais à eux seuls ils ne déterminent pas une conjonctivite.

Traitement. — Instituez toujours rapidement un traitement actif, pour débarrasser le malade d'un ennui en cas de conjonctivite bénigne, pour sauver l'œil en cas de conjonctivite grave.

Vous avez affaire à une conjonctivite légère, de forme plutôt catarrhale. Instillez matin, midi et soir le collyre au sulfate de zinc :

Sulfate de zinc...........................	0 gr. 10
Eau de laurier-cerise....................	un demi-cm^3.
Eau distillée q. s........................	10 cc.

Lavez fréquemment les paupières à l'aide d'un tampon d'ouate hydrophile trempé dans la solution suivante :

Cyanure d'hydrargyre.................	0 gr. 20
Eau distillée.	1 litre

Prolongez le traitement jusqu'à ce que les paupières ne soient plus collées le matin.

Si vous avez affaire à une forme purulente avec réaction assez vive, avant même d'être fixé sur la nature microbienne, instituez le traitement suivant :

Instillez vous-même, matin et soir, entre les paupières, largement, plusieurs gouttes du collyre :

Nitrate d'argent...........................	0 gr. 10
Eau distillée............................	10 cc.

Essuyez l'œil avec un tampon d'ouate ; il est inutile de neutraliser, le flot de larmes s'en charge.

Toutes les deux heures, faites instiller par l'entourage plusieurs gouttes du collyre :

Argyrol................................	1 gr.
Eau distillée............................	10 cc.

Nettoyage des paupières *ad libitum* avec la solution de cyanure.

Dans le cas de conjonctivite pseudo-membraneuse qui, répétons-le, ne serait pas nécessairement diphtérique, instillez vous-même le collyre au nitrate d'argent matin et soir, et ordonnez les bains d'argyrol.

Gardez-vous d'arracher les fausses membranes et d'abîmer la cornée.

Faites, plutôt à tort, si vous avez le moindre doute, des injections (20^{cm3}) de sérum de Roux, comme pour une angine.

VII

OPHTALMIES DU NOUVEAU-NÉ

Gonocoque et cécité. — Les ophtalmies du nouveau-né ne sont pas toutes gonococciques. — Gravité des ophtalmies précoces. — Prophylaxie de l'ophtalmie. — Traitement d'une ophtalmie précoce et grave; nitrate d'argent et argyrol. — Cas légers.

Vous savez que dans notre pays, les conjonctivites des nouveau-nés sont le principal facteur de cécité et d'infirmité oculaire.

Tous les enfants qui en sont atteints ne deviennent pas aveugles, mais beaucoup gardent des taies incurables. Aussi, l'ophtalmie gonococcique est-elle, à juste titre, terrifiante.

Cependant, étiologiquement, le gonocoque n'est pas l'unique facteur des ophtalmies des nouveau-nés et, cliniquement, vous trouverez chez eux, comme chez l'adulte, des conjonctivites graves et des conjonctivites bénignes.

Vous connaissez déjà les signes de bénignité et les caractères de gravité. Nous n'en reparlerons pas. D'une façon générale, vous constaterez que les *ophtalmies pré-*

coces, c'est-à-dire *se déclarant avant le cinquième jour, sont le plus souvent dues au gonocoque* et *présentent les caractères de gravité.*

Au contraire, les ophtalmies plus tardives qui se déclarent à la fin de la première semaine ou pendant la seconde semaine relèvent de microbes pathogènes variables et ne comportent habituellement pas un mauvais pronostic.

Ces indications sont utiles, mais vous avez trop l'expérience clinique pour les prendre rigoureusement au pied de la lettre. Elles peuvent néanmoins servir de fondement à votre THÉRAPEUTIQUE PRATIQUE.

*
* *

Au risque de vous dire des choses que vous savez, indiquons avec détails ce que commande la prudence pour préserver et soigner, le cas échéant, les yeux d'un nouveau-né.

Dans les dernières semaines de la grossesse, informez-vous discrètement de l'abondance, de la nature et surtout de la couleur des sécrétions vaginales de la femme.

Si elles sont verdâtres, prescrivez des injections quotidiennes, de la solution de permanganate de 1/5000, à prendre, couchée, à l'aide d'une canule en verre à trous latéraux. Naturellement, le contrôle microbiologique, si vous pouvez le faire, serait précieux.

Quand l'enfant vient de naître, avant même la section du cordon, il faut faire soigneusement la toilette du bord des paupières et de la racine des cils à l'aide de la solution :

Cyanure d'hydrargyre.................... 0 gr. 20
Eau distillée........................... 1 litre

Ce nettoyage mécanique a la plus grande importance dans tous les cas, pour empêcher aussi bien les infections graves que les infections banales.

Aussitôt après, instillez dans le cul-de-sac palpébral inférieur, en tenant l'enfant couché, et sans crainte de mouiller la cornée, une *goutte* du collyre ci-dessous, fraîchement préparé :

Nitrate d'argent........................ 0 gr. 20
Eau distillée........................... 10 cc.

Vous verrez aussitôt les culs-de-sac palpébraux s'emplir d'un liquide blanc laiteux, ce qui vous indique que l'excès de nitrate est neutralisé et qu'il est inutile d'employer l'eau salée. Il suffit de tamponner doucement.

Attendez-vous cependant à ce que ce traitement prophylactique produise le lendemain une légère rougeur et un peu de sécrétion. Surveillez, mais ne concluez pas hâtivement à l'ophtalmie commençante.

La vieille méthode de Crédé reste, selon nous, le moyen prophylactique le plus sûr.

Par surcroît de prudence, si vous avez des doutes, faites instiller trois fois par jour, pendant quelques jours, deux gouttes du collyre :

Argyrol................................. 1 gr.
Eau distillée........................... 10 cc.

Ce collyre employé sans motif serait sans danger ; il n'a d'autre inconvénient que de barbouiller le nouveau-né d'un enduit brun jaunâtre qui d'ailleurs s'enlève facilement à l'eau.

*
* *

La conjonctivite est-elle déclarée?

Supposons que nous soyons au troisième ou au quatrième jour après la naissance. Il est probable qu'il s'agit d'une infection gonococcique.

Le gonflement des paupières, le chémosis, l'écoulement d'une sérosité citrine ne laissent guère de doute à ce sujet (*fig.* 46).

Un examen bactériologique est utile, mais sans en attendre les résultats, agissez rapidement. Ici, il vaut mieux pécher par excès que par défaut.

Tenez-vous-en au vieux remède héroïque, le nitrate d'argent.

Matin et soir, l'enfant étant couché et maintenu, écartez le mieux possible les paupières, la conjonctive fait hernie. Répandez à l'aide d'un compte-gouttes deux ou trois gouttes de collyre à 2 0/0 indiqué plus haut.

A la condition que vous ne blessiez pas l'épithélium cornéen avec la pointe de votre compte-gouttes ou avec vos ongles, il n'y a aucun inconvénient à arroser largement la conjonctive et il n'est pas besoin de neutraliser l'excès de nitrate.

Dans l'intervalle de ces nitratations que vous ferez

vous-même, faites instiller toutes les deux heures par la famille plusieurs gouttes du collyre à l'argyrol à 20 0/0.

Argyrol	2 gr.
Eau distillée	10 cc.

C'est à la condition d'être employé fréquemment et très concentré que ce médicament a une heureuse action, aussi bien sur la conjonctivite blennorragique elle-même que sur les complications possibles.

Il ne nous paraît pas cependant qu'il doive être substitué au nitrate d'argent qui reste le remède nécessaire. Les *ulcérations cornéennes ne contre-indiquent pas la nitratation* et bénéficient largement des instillations d'argyrol.

En tout cas, manié comme nous vous l'avons dit, le collyre au nitrate d'argent n'offre aucun danger. Il n'en serait pas de même des cautérisations au crayon de nitrate que nous vous conseillons de ne jamais employer.

Il va de soi qu'une solution antiseptique est utile pour nettoyer les paupières et la figure de l'enfant. Les grands lavages à l'aide d'un bock et d'un laveur paraissent offrir plus de dangers que d'avantages, car si on n'en a pas une grande habitude les manœuvres qu'ils nécessitent peuvent aisément déterminer des ulcérations cornéennes.

Il est bon aussi de maintenir sur les yeux des compresses d'eau bouillie fortement exprimées, posées et non fixées. Un tel pansement ne doit jamais être occlusif pour ne pas faire macérer les paupières et empêcher le drainage du pus. Exception toutefois pour les cas d'ophtalmie monolatérale où un pansement occlusif doit être appliqué sur *l'œil sain*, de façon à empêcher l'inoculation.

Quand l'œdème des paupières et l'écoulement purulent diminuent, vous pourrez arrêter les nitratations. Espacez ensuite les instillations d'argyrol jusqu'à cessation complète de la rougeur et de la sécrétion. En tout cas, surveillez l'enfant pendant au moins un mois.

* * *

Supposons, au contraire, une conjonctivite qui n'est pas apparue dans la première semaine après la naissance. En principe, elle sera beaucoup moins effrayante et pratiquement vous constaterez une réaction palpébrale et conjonctivale moins violente.

L'examen bactériologique, si vous pouvez le faire, vous montrerait des cocci prenant le Gram, plus rarement des bacilles ne le prenant pas.

En tout cas, dans la règle, il ne s'agit pas de gonocoques. Toutefois il est prudent de faire sensiblement le même traitement que ci-dessus. Il donnera beaucoup plus rapidement un résultat favorable.

A ce propos, il faut apporter du jugement clinique dans ce genre de traitement. Nous avons vu des nouveau-nés et même des prématurés qui, pour une simple hypérémie ou pour une conjonctivite banale, revêtant le type catarrhal, sans aucune réaction violente, étaient arrosés de nitrate d'argent depuis plus d'une semaine. Les fausses membranes de cause médicamenteuse inspiraient à l'entourage des craintes qui croissaient avec le titre du collyre employé. On cessa tout traitement, ces enfants guérirent.

Craignez l'ophtalmie des nouveau-nés, mais sachez que toutes les conjonctivites qui suivent la naissance ne sont pas forcément graves.

Soyez prudent, mais soyez-le avec sobriété.

VIII

INÉGAL DANGER DES DIVERSES CONJONCTIVITES CHRONIQUES

Évolution anatomique différente des diverses conjonctivites chroniques. — Diagnostic différentiel; conjonctivite folliculaire; conjonctivite et kératite granuleuses; conjonctivite printanière. — Prophylaxie et traitement. — Cas rares; Tuberculose de la conjonctive et conjonctivite de Parinaud. — Pinguécula. — Ptérygion.

Voici un malade atteint de conjonctivite chronique; en déplissant le cul-de-sac inférieur, ou en retournant sa paupière supérieure, vous constatez que la muqueuse est rouge, épaissie, chagrinée; n'employez pas à la légère le mot de granulations.

Comme toutes les conjonctivites chroniques sont, anatomiquement, caractérisées par l'infiltration leucocytaire du derme conjonctival, par des productions nodulaires et par une hyperplasie de la muqueuse, elles présentent, du moins au début de leur évolution, des analogies qui peuvent tromper le clinicien.

Ce serait pourtant une grave erreur que de confondre la CONJONCTIVITE GRANULEUSE OU TRACHOME, qui peut faire perdre la vue, et les CONJONCTIVITES FOLLICULAIRES ou la CONJONCTIVITE dite PRINTANIÈRE, plus agaçantes que graves.

*
* *

La CONJONCTIVITE TRACHOMATEUSE est, dans les pays chauds, en Algérie et en Egypte notamment, un des

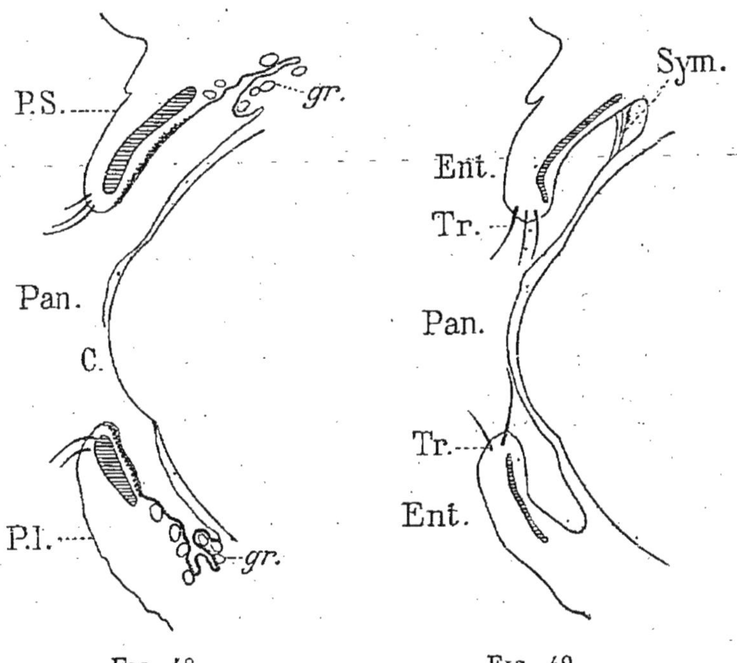

FIG. 48. FIG. 49.

Fig. 48. — Coupe schématique d'un œil trachomateux (en partie d'après FUCHS). P. S. Paupière supérieure. — P. I. Paupière inférieure. — C. Cornée. — gr. Granulations. — Pan. Pannus.

Fig. 49. — Coupe schématique d'un œil atteint de lésions trachomateuses anciennes montrant les complications (imité de FUCHS). — Ent. Entropion des paupières. — Tr. Trichiasis. — Sym. Symblépharon. — Pan. Pannus et cornée sclérosée.

principaux facteurs de cécité. C'est à coup sûr une maladie infectieuse, mais, malgré des recherches extrêmement nombreuses le germe n'en est pas encore connu.

Par contre, on connaît trop bien les *lésions anatomiques* dont l'évolution fait la gravité de la maladie.

Au début, la caractéristique histologique essentielle est la *granulation*, lésion nodulaire constituée par des amas de leucocytes qui siègent dans les couches superficielles du derme (*fig.* 48).

L'épithélium est lui-même refoulé en avant, infiltré, et subit la dégénérescence pavimenteuse.

Il se produit bientôt une *transformation fibreuse du derme* (*fig.* 49) ; le cartilage tarse s'incurve en dedans (*entropion*), les cils viennent frotter sur le globe (*trichiasis*). La muqueuse qui, de cylindrique, est devenue pavimenteuse stratifiée, se sclérose et se dessèche (*Xérosis*), forme des brides cicatricielles qui collent la paupière au globe oculaire (*symblépharon*).

Parallèlement, la *cornée* est de bonne heure *infiltrée*, *exulcérée* et *vascularisée ;* elle subit une *sclérose progressive* (*Pannus granuleux*).

Ces graves lésions diffèrent bien de celles de la CONJONCTIVITE FOLLICULAIRE où l'infiltration leucocytaire qui siège dans la couche adénoïde de la muqueuse ne produit jamais de sclérose cicatricielle, n'entraîne aucune déformation de la paupière et ne se complique pas de lésions cornéennes.

Elles diffèrent aussi des lésions hyperplasiantes de la CONJONCTIVITE PRINTANIÈRE qui ne se compliquent jamais et finissent par disparaître.

Vous voyez donc qu'il ne faut pas appliquer comme le font certains médecins le mot de granulations à la fréquente conjonctivite folliculaire, ou à la rare conjonctivite printanière.

C'est une confusion à éviter, dont l'effet serait aussi bien d'effrayer inutilement un malade que de faire méconnaître le caractère spécifiquement grave du trachome.

Il faut donc bien savoir séparer cliniquement ces diverses maladies.

*
* *

Chez un enfant blond, à tempérament lymphatique, dans le cas d'une conjonctivite avec sécrétion catarrhale, vous pouvez trouver au niveau du cul-de-sac inférieur, un aspect chagriné de la muqueuse qui est comme semée de petites élevures grosses comme une tête d'épingle. Retournez la paupière supérieure, elle est habituellement lisse (*fig.* 53).

Rien à la cornée.

Vous avez affaire à la banale CONJONCTIVITE FOLLICULAIRE.

*
* *

Au contraire, chez un malade dont l'œil est rouge et sécrète, vous ne voyez pas grand'chose d'anormal dans le cul-de-sac inférieur. Mais en retournant la paupière supérieure, vous constatez que la conjonctive tarsale est rouge, injectée, épaissie, hérissée de fines villosités. Sur ce fond rouge velouté paraissent de petites taches gris jaunâtre, plus ou moins confluentes, comme de petits grains de tapioca bouilli (*fig*. 50).

Apprenez à connaître cet élément, C'EST LA GRANULATION.

Déjà, au niveau du bord supérieur de la cornée existe souvent une zone dépolie, exulcérée, grisâtre, qu'envahissent de fins vaisseaux venant du limbe, se dirigeant vers le centre (*ulcère et pannus granuleux*) (*fig*. 51).

C'est comme s'il y avait une inoculation par contact de la granulation palpébrale à la cornée.

Cette lésion cornéenne doit être pour vous un véritable signal d'alarme, en même temps qu'un indice presque pathognomonique.

A un stade plus avancé, quand vous verrez des malades dont les cils incurvés en dedans frottent sur le globe, occasionnant de véritables tortures, en l'absence de tout commémoratif accidentel, sachez qu'il s'agit d'un *trichiasis granuleux*. Et si vous réussissez à retourner la paupière amincie, vous trouverez souvent à sa face profonde des *cicatrices blanchâtres* qui remplacent et suppriment la muqueuse granuleuse raréfiée (*fig*. 51).

La CONJONCTIVITE PRINTANIÈRE OU SAISONNIÈRE, plus rare, est d'un diagnostic plus délicat; il s'agit d'adolescents qui souffrent des yeux au moment des saisons chaudes et humides.

Dans cette conjonctivite printanière, le renversement de la paupière montre une sorte de carrelage de la conjonctive tarsale supérieure. Carrelage régulier dont la figure 52, pl. V, donne une assez bonne idée, mais qui n'a pas l'aspect irrégulier, succulent de la conjonctivite granuleuse.

Une conjonctivite granuleuse aussi étendue et aussi avancée aurait déjà entamé la cornée. Ici, rien de semblable ; au niveau du globe, il existe seulement une sorte d'épaississement jaunâtre, comme saumoné, de toute la conjonctive bulbaire.

* * *

Quelle conduite tenir dans tous ces cas?

Pour la CONJONCTIVITE FOLLICULAIRE comme pour le CATARRHE PRINTANIER, les douces instillations d'argyrol, la pommade à l'oxyde jaune, le collyre au bleu de méthylène aideront à attendre la guérison de la maladie. Elle viendra.

Pour la CONJONCTIVITE GRANULEUSE, agissez vite et énergiquement.

C'est une maladie contagieuse, très grave ; il faut isoler et traiter les malades.

Les pays du Nouveau-Monde, nous donnent un exemple de défense sociale en refusant l'entrée aux immigrés granuleux.

Pour vous, interdisez-leur l'entrée de l'école, des casernes ; indiquez qu'ils doivent employer cuvettes et linge rigoureusement personnels.

Le traitement est délicat.

Au moment des poussées catarrhales aiguës inflammatoires, il faut instiller le collyre au nitrate d'argent et de l'argyrol. On supprime ainsi les infections secondaires qui jouent à coup sûr un rôle.

Quand l'affection est, sinon refroidie, du moins sortie de la phase aiguë, on cherche la destruction même de la granulation. Le but à atteindre est d'obtenir une cicatrisation minima qui supprime les granulations avant l'extension des complications cornéennes et sans déformation des paupières.

On emploie pour cela des moyens chimiques et des moyens mécaniques.

Quoique le microbe qui infecte la muqueuse soit inconnu, il est probable que les moyens chimiques agissent, au moins partiellement, par leur action antiseptique, et permettent ainsi la réparation cicatricielle de la muqueuse.

Cette cicatrisation, mode de défense et de guérison, peut d'ailleurs être favorisée par des moyens mécaniques. Le but est ici de la produire en la limitant.

D'abord cautérisez les culs-de-sac conjonctivaux et la face profonde de la paupière à l'aide du crayon au sulfate de cuivre. Cette cautérisation peut être faite au début trois ou quatre fois par semaine ; c'est le traitement le plus actif, mais il a l'inconvénient d'être fort pénible.

Vous pouvez y substituer, sans en attendre la même efficacité, l'instillation quotidienne sur la paupière supérieure retournée du collyre :

Sulfate de cuivre........................	0 gr. 25
Glycérine.................................	10 cc.

Joignez-y, deux fois par semaine, le massage de la conjonctive. Cocaïnisez l'œil, lavez-vous bien les mains, retournez la paupière supérieure, enduisez légèrement votre pouce de la poudre:

Acide borique........................	50 gr.
Sulfate de cuivre déshydraté...........	1 —

finement porphyrisée et massez pendant quelques secondes le tarse et le cul-de-sac, jusqu'à ce qu'un léger suintement sanguin se produise. Panas disait: « Tout ce qui fait saigner la conjonctive granuleuse est bon! »

A ce traitement, l'oculiste joindra les fines scarifications superficielles, suivies ou non d'une instillation de nitrate ou de massage.

Enfin, en cas de granulations très bourgeonnantes, il fera volontiers, au moins chez les individus à paupières souples, l'opération de *l'expression des granulations* et du *brossage*. C'est une opération sérieuse, qui se fait sous chloroforme. Elle demande de l'expérience pour en obtenir une action à la fois limitée et suffisante. Mais c'est un moyen héroïque auquel il ne faut pas hésiter à avoir recours.

L'intervention chirurgicale de l'oculiste est encore nécessaire pour détruire les vaisseaux d'un pannus (*péritomie*) ; cautériser la cornée infectée, débrider la fente palpébrale (*canthotomie*); redresser ou transplanter le sol ciliaire (opération de *l'entropion du trichiasis*).

La prophylaxie et le traitement des granulations est une question dont la haute importance pratique augmentera peut-être encore avec les épidémies dont les immigrants refusés par l'Amérique nous menacent.

*
* *

Nous ne vous parlons pas de ces maladies très rares comme la TUBERCULOSE DE LA CONJONCTIVE, la CONJONCTIVITE DITE DE PARINAUD ; vous ne les rencontrerez guère dans votre pratique.

Et l'examen méthodique que vous avez appris à faire suffirait dans ces cas à vous donner l'éveil en présence de ces infiltrations chroniques avec grosse adénopathie, dont vous ne seriez pas tenté de méconnaître l'importance. Les inoculations aux animaux sont nécessaires pour séparer ces deux affections. Retenez seulement que l'évolution en est différente. Une conjonctivite de Parinaud, malgré sa gravité apparente, finit par guérir sans laisser de lésions oculaires.

La tuberculose conjonctivale a une gravité d'ordre général et d'ordre local : primitive, elle peut se généraliser ; secondaire à un lupus, elle produit des destructions locales. Dans les deux cas, il faut, indépendamment du traitement général, chercher par des cautérisations la cicatrisation des lésions tuberculeuses, cela ne va guère sans déformations des paupières et du globe.

*
* *

Des personnes âgées viendront vous dire : « Docteur, regardez donc la tache que j'ai sur le blanc de l'œil. »

Et elles vous montreront, au niveau de la fente palpébrale, sur la sclérotique, dans le prolongement interne ou externe du diamètre horizontal de la cornée, une petite saillie plate jaunâtre ou brunâtre dont la base est tournée vers le limbe et qui se perd insensiblement sur la conjonctive bulbaire.

C'est la PINGUÉCULA qui existe plus ou moins nette chez la plupart des vieillards. Ce n'est pas, comme le mot le fait croire, un amas graisseux, c'est une dégénérescence hyaline de la conjonctive et du tissu sous-muqueux.

Si la pinguécula est grosse, on la peut exciser. Le plus souvent il n'y a rien à faire, mais dites au patient d'éviter les poussières, de traiter sa conjonctivite s'il en a, car la pinguécula peut être l'amorce d'un PTÉRYGION.

*
* *

Voici un homme âgé, appartenant le plus souvent à un milieu pauvre : c'est un maçon, un charretier, un tailleur de pierres, exposé aux poussières et aux irritations chroniques de la conjonctive.

Il vient vous consulter pour « une peau qui pousse sur la prunelle de l'œil ». En effet, vous voyez dans le prolongement du diamètre horizontal de la cornée, le plus souvent du côté de l'angle interne, un repli de la conjonctive bulbaire. Ce repli a une forme triangulaire (*fig.* 56); sa base siège au niveau de l'angle interne de l'œil, le corps répond à la conjonctive bulbaire, le col recouvre le limbe et la tête ou pointe envahit la cornée pour venir se terminer au centre de la cornée qu'elle ne dépasse jamais. Soulevez cette membrane à l'aide d'un fin stylet mousse, vous constatez que seuls les bords sont libres et que le repli membraneux s'insère dans le diamètre horizontal du globe. C'est le ptérygion.

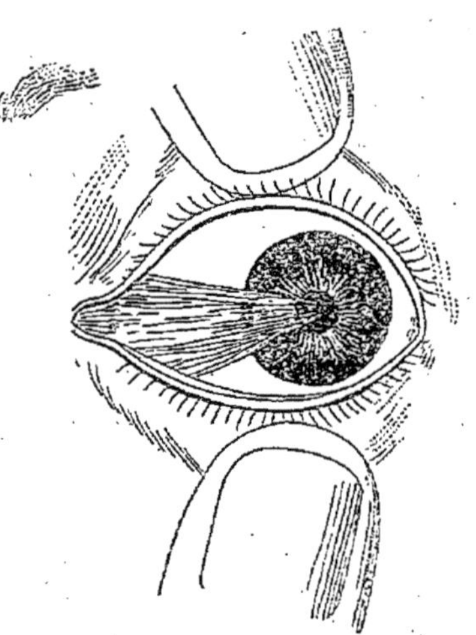

Fig. 56. — Ptérygion.

S'il est mince, peu vasculaire (*ptérygion tenuis*), il reste souvent stationnaire et ne gagne pas le centre de la cornée, mieux vaut ne pas y toucher. S'il est épais, rouge, vasculaire (*ptérygion crassus*), il envahit le centre de la cornée, gêne la vision, est une source d'irritation chronique. Conseillez l'excision et la cautérisation, mais avertissez le patient que les récidives sont fréquentes.

IX

POURQUOI TOUTE KÉRATITE EST GRAVE
(NOTIONS ANATOMIQUES)

Le pronostic des kératites est réservé. — Structure de la cornée; nutrition ralentie, sensibilité exquise. — Anatomie pathologique de la cornée; la phlyctène, l'ulcère, l'hypopyon ; néovascularisation; cicatrisation. — Perforations cornéennes. — Kératites interstitielles (infiltration, néovascularisation, éclaicissement).

Si, dans votre pratique, les conjonctivites ne vous préoccupent guère, vous vous inquiétez d'une lésion cornéenne. Et vous avez raison car, en principe, toute kératite est grave.

— Pourquoi ?

— La cornée n'a qu'une circulation lymphatique; donc elle se défend moins bien contre l'infection qu'un tissu vasculaire. Et pour lutter dans les cas graves, il lui faut même emprunter des vaisseaux aux tissus voisins.

Pour remplir son rôle dioptrique, la cornée doit avoir une transparence et une régularité parfaites. Or, une kératite un peu profonde aboutit à la formation d'une cicatrice, taie, qui opacifie le tissu transparent et déforme la surface cornéenne.

La kératite, c'est une menace de taie ; la taie, c'est la cause la plus fréquente de mauvaise vision et même de cécité.

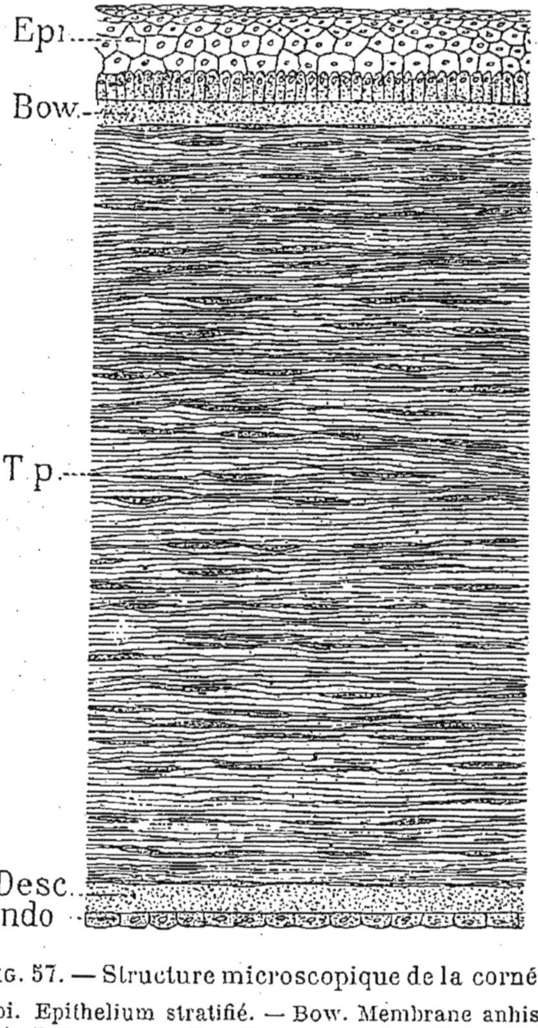

*
* *

L'étude rapide de la cornée normale et des cornées pathologiques va nous aider à préciser ces notions. Et puis, si vous aimez les idées générales, vous pouvez faire une étude plus complète de ce tissu dont l'intérêt dépasse les limites de l'ophtalmologie. Vous savez que c'est la cornée, vraie chambre claire, qui fut choisie par les histologistes et notamment par notre Ranvier pour l'étude expérimentale de l'inflammation et de la cicatrisation en général.

Fig. 57. — Structure microscopique de la cornée.
Epi. Epithelium stratifié. — Bow. Membrane anhiste de Bowmann. — Tp. Tissu propre lamellaire à espaces lymphatiques.— Desc. Membrane élastique de Descemet. — Endo. Couche endothéliale postérieure.

Examinez la figure 57. Elle vous rappellera la structure de la cornée, essentiellement composée d'un tissu conjonctif lamellaire, à espaces lymphatiques. Ce tissu propre est recouvert sur sa face externe d'une membrane anhiste (membrane de Bowmann) et d'un épithélium pavimenteux stratifié. Il est doublé sur sa face profonde d'une autre membrane anhiste (membrane de Descemet) et d'un endothélium de revêtement.

Dans ce tissu, à l'état normal, vous ne voyez aucun vaisseau ; mais les imprégnations histologiques vous montreraient des plexus nerveux qui viennent de l'ophtalmique du trijumeau.

Or la pathologie de la cornée est dominée par ces deux faits : elle se défend mal à cause de sa nutrition ralentie, mais elle est protégée par sa sensibilité exquise.

*
* *

La kératite va présenter tous les degrés. Tantôt, c'est une simple vésicule ou phlyctène ; l'épithélium est soulevé ; il se fait à l'intérieur une accumulation de leucocytes ; la membrane de Bowmann reste intacte. C'est la forme la plus bénigne de kératite ; elle ne laisse pas de taie (*fig*. 58).

La membrane de Bowmann est franchie ! Il en résulte une infiltration leucocytaire des lames cornéennes, une destruction qui s'étend en surface et en profondeur. C'est la kératite ulcéreuse qui laisse toujours derrière elle une cicatrice (*fig*. 58).

La cicatrisation se fait de la façon suivante : L'épithélium s'épaissit, ses cellules comblent d'abord l'ulcération ; la membrane de Bowmann ne se répare jamais, mais dans la profondeur le tissu propre forme une trame scléro-cicatricielle. Il en résulte une opacité, tantôt mince (néphélion), tantôt épaisse (leucome).

Tout cela, d'ailleurs, ne se fait pas sans que les organes voisins participent à l'inflammation et à la cicatrisation. Ce sont d'abord les gros vaisseaux de la conjonctive qui se congestionnent. Ils peuvent même, pour la réparation, envoyer une ou deux branches importantes dans l'épithélium : c'est le pannus des kératites superficielles (*fig.* 59). Ce n'est pas surprenant puisque embryologiquement et pathologiquement, conjonctive et épithélium sont un même tissu. Il y a donc des kérato-conjonctivites phlycténulaires et nous voyons la circulation conjonctivale intervenir ici pour réparer les lésions épithéliales de la cornée (*fig.* 59-60).

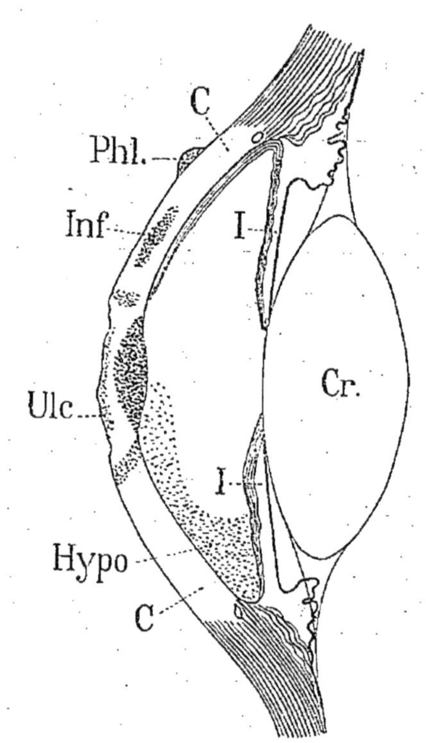

Fig. 58. — Anatomie des kératites (coupe schématique d'un segment antérieur en partie d'après Fuchs).
C. Cornée. — I. Iris. — Cr. Cristallin. — Phl. Phlyctène cornéenne. — Inf. Infiltration interstitielle — Ulc. Ulcération cornéenne. — Hypo. Hypopyon.

Les vaisseaux ciliaires que vous avez appris à connaître en étudiant l'injection périkératique envoient, eux, des rameaux profonds dans l'épaisseur des lames superficielles de la cornée (*fig.* 60) quand il s'agit de combler une ulcération, ou d'entraîner des produits d'infiltration.

Plus profondément encore, la tunique vasculaire de

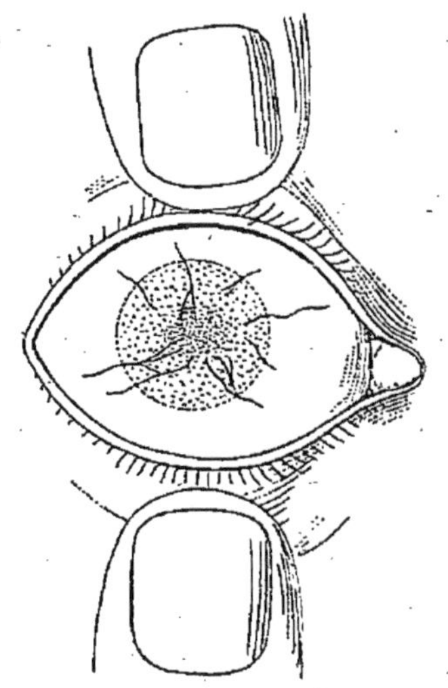

Fig. 59. — Néovascularisation cornéenne superficielle.

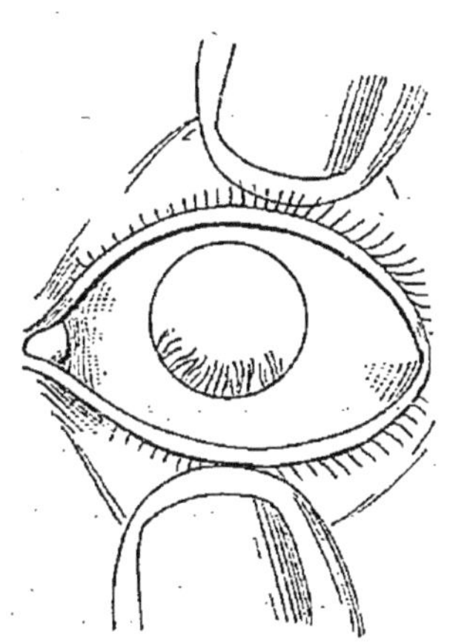

Fig. 60. — Néovascularisation cornéenne profonde.

l'œil, l'iris, participe à l'inflammation dans quelques kératites intenses.

Cette congestion vasculaire est un moyen de défense; elle entraîne une exsudation dans la chambre antérieure. Regardez la figure 58, elle vous montre un œil atteint d'ulcère cornéen grave; vous voyez à la partie déclive de cette chambre antérieure un dépôt fibrino-purulent, l'hypopyon. Sachez que ce dépôt, relativement aseptique, malgré son aspect et son nom, est le résultat de la diapédèse et de l'exsudation inflammatoire qui se fait dans le voisinage du foyer septique.

Voilà donc les moyens de défense et de réparation cornéenne.

Quelles complications anatomiques peut entraîner la perforation?

La membrane de Descemet est résistante ; si elle cède, la chambre antérieure tend à se vider malgré le bouchon formé par l'hypopyon (*fig.* 61).

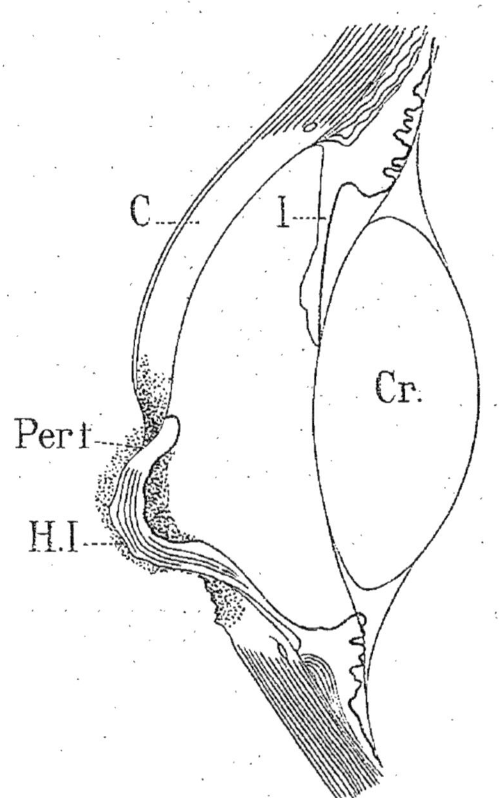

Fig. 61. — Perforation cornéenne, suite d'ulcère (Fuchs).

C. Cornée. — I. Iris. — Cr. Cristallin. — Perf. Perforation. — H. I. Hernie de l'iris.

L'iris s'adosse à la cornée et forme une petite hernie à travers la perforation. Il en résulte ce que nous appelons un *leucome adhérent*, une *synéchie antérieure*, c'est-à-dire que la cicatrice cornéenne pince et enserre l'iris. D'où déformation définitive de la pupille (*fig.* 61 *et pl.* VIII, *fig.* 64 *et* 65) cause permanente d'irritation de l'œil.

La pression intérieure de l'œil distend parfois le leucome adhérent ; il en résulte une sorte de hernie brunâtre de l'iris : c'est le *staphylome antérieur.*

Il arrive parfois que la cornée est éliminée en entier; le cristallin se luxe. Il se forme une hémorragie *ex vacuo;* le vitré s'infecte (*panophtalmie*) et l'œil n'est plus qu'un moignon atrophique.

Averti de la possibilité de ces désastres, vous apporterez plus d'attention à l'étude clinique et au traitement des kératites.

*
* *

Mais nous devons, avant, vous parler encore d'une dernière catégorie de kératites, les KÉRATITES PARENCHYMATEUSES OU INTERSTITIELLES.

Ici, pas d'ulcération, pas de danger de perforation.

Les examens anatomiques sont exceptionnels. Mais ce que nous avons appris récemment des kératites syphilitiques expérimentales du lapin, ce que nous savons depuis plus longtemps de la kératite des lépreux, conduit à penser que ces kératites résultent de la présence dans les lames cornéennes du tréponème de Schaudinn ou peut-être exceptionnellement d'autres germes. D'où foyers plus ou moins confluents de leucocytes dans les mailles lymphatiques, mais intégrité des membranes de revêtement et de l'épithélium (*fig.* 58 *Inf.*).

Une vascularisation profonde (*fig.* 60) peut seule balayer ces leucocytes et éclaircir la cornée : c'est ce qui se produit habituellement.

Plus rarement, elle reste opaque par sclérose profonde.

Très habituellement l'iris et le corps ciliaire participent à l'inflammation dans les kératites interstitielles.

Vous voilà maintenant assez documenté anatomiquement pour entreprendre ce qui nous intéresse, l'étude clinique des kératites.

X

UN CAS DE PRATIQUE JOURNALIÈRE : LA KÉRATO-CONJONCTIVITE PHLYCTÉNULAIRE DE L'ENFANT; AUTRES KÉRATITES SUPERFICIELLES

Photophobie dans la kératite superficielle : Examen de la cornée et du globe oculaire. — Indications thérapeutiques. — Herpès cornéen. — Zona ophtalmique. — Kératite serpigineuse.

Vous verrez souvent arriver chez vous un enfant qui tient la tête baissée ; il ferme obstinément les yeux ; il fuit la lumière et cherche les coins sombres. Ses paupières sont légèrement boursouflées; la pommette et l'orifice des narines irrités par les larmes qui coulent sans cesse sont rouges, exulcérés, couverts de croûtelles.

Vous pourriez presque, sans plus ample examen, diagnostiquer une kératite superficielle : photophobie intense, larmoiement abondant, voilà deux gros signes fonctionnels qui indiquent une atteinte de l'épithélium cornéen.

Faites asseoir la mère en face de vous, tenant l'enfant de telle sorte que sa tête soit immobilisée entre vos genoux.

Prenez les écarteurs de Desmarres, préalablement flambés ou bouillis et ouvrez doucement les paupières : flot de larmes claires ; souvent deux ou trois filaments muco-purulents vous indiquent que la conjonctive sécrète et participe à l'inflammation.

Quand les paupières sont écartées, vous ne voyez pas la cornée, car l'enfant, effrayé, photophobe, révulse obstinément son globe en haut. Attendez patiemment, il finira par risquer en bas un regard apeuré, vous apercevrez sa cornée.

Trois zones à examiner : la périphérie de la cornée, le limbe scléro-cornéen, la cornée elle-même (*pl.* VI, *fig.* 43).

La périphérie présente toujours de l'*injection ciliaire*, tantôt diffuse, formant un cercle violacé, tantôt limitée à un ou plusieurs segments.

Sur le limbe, vous verrez de petites boursouflures, parfois grises (*phlyctènes*), parfois exulcérées, parfois rosées (vascularisation).

Examinez la cornée elle-même : dans une position très variable, tantôt centrale, tantôt périphérique, vous verrez un ou plusieurs points dépolis.

Notez les détails, ils ont leur importance.

La tache est grisâtre? C'est la phlyctène simple, ulcérée ou non (*fig.* 43).

La tache est étendue, jaunâtre ? C'est l'ulcère infecté (*pl.* V, *fig.* 35).

Ou bien du limbe part une petite traînée rouge qui

empiète sur la cornée, gagne l'ulcération? C'est la vascularisation réparatrice qui commence (*pl.* V, *fig.* 35).

Tout cela se mêle souvent vous ; observez tous les intermédiaires dans l'intensité et dans la localisation, depuis une ou deux phlyctènes discrètes sur le limbe, jusqu'à un semis confluent central aboutissant au large ulcère.

Mais que cela ne vous embarrasse pas ; ce qu'il faut c'est, comme en dermatologie, savoir dépister l'élément caractéristique, *la phlyctène*, et voir à quel stade elle se trouve : vésiculation, ulcération, réparation.

La pupille est petite, contractée : c'est une conséquence de la photophobie, de l'irritation ciliaire.

Voilà LA KÉRATITE PHLYCTÉNULAIRE. Une seule confusion est possible, avec la conjonctivite. Mais ici la photophobie est beaucoup moindre; dans l'écoulement, ce qui domine, c'est le pus et non les larmes; la rougeur de l'œil est diffuse et non pas violacée et périkératique. Sur la cornée, de la fibrine en filaments mais pas les points gris jaunâtres de la phlyctène ou de l'ulcère; une pupille plutôt dilatée et non plus le myosis spasmodique de tout à l'heure : c'est la conjonctivite.

Des complications cornéennes de cette conjonctivite vous donneraient le tableau de la kératite. Mais croire alors à une kératite phlycténulaire n'entraînerait pas une faute thérapeutique.

Ce qu'il faut éviter, c'est l'infection secondaire.

Le traitement local comporte trois indications :

1° Calmer l'irritation ciliaire et décongestionner le globe : compresses chaudes, collyre d'atropine au 1/1000.

2° Désinfecter et cicatriser en même temps : pommade jaune, remède souverain.

Matin et soir introduire entre les paupières gros comme un pois de la pommade.

Oxyde jaune de mercure fraîchement préparé et bien lavé	0 gr. 10 ou à 0 gr. 20
Lanoline	3 gr.
Vaseline neutre	7 gr.

Préparez au porphyre pour homogénéité parfaite.

Accessoirement, si la sécrétion conjonctivale est trop abondante, l'action de la pommade jaune sera renforcée par l'instillation du collyre :

Argyrol	0 gr. 50
Eau distillée	10 cc.

3° Lunettes noires ou bandeau flottant.

L'enfant est souvent un suralimenté ou un mal alimenté.

Il a de l'eczéma et de l'impétigo dont le traitement doit aller de pair avec les soins à donner à l'œil.

Parfois, c'est surtout un lymphatique ou un strumeux.

*
* *

Au lieu d'un enfant, c'est un adulte que vous voyez. Même photophobie, mêmes douleurs vives orbitaires et périorbitaires.

Malgré la bonne volonté du patient, elles rendent l'examen difficile. Vous chercherez pourtant par l'éclairage latéral, sur la cornée ou sur le limbe, les petites vésicules, ulcérées ou non, de la kératite superficielle.

Ce peut être de l'herpès, ce peut être du zona, ce peut être une kératite isolée.

DE L'HERPÈS? Il est rare que vous ne trouviez pas sur les lèvres ou l'orifice des narines une ou deux autres vésicules dont l'apparition a été accompagnée d'un mouvement fébrile.

DU ZONA? Le malade a souffert et souffre de névralgie violente et vous trouvez sur les paupières, sur le front, sur le nez une éruption de vésicules ulcérées ne dépassant jamais la ligne médiane.

Plus rarement, la KÉRATITE SUPERFICIELLE s'observe seule; elle entraîne parfois une petite ulcération serpigineuse ramifiée, arborescente, à laquelle on a donné pour cela le nom de KÉRATITE DENDRITIQUE.

Dans tous les cas, même traitement : compresses chaudes sur les paupières et mieux vaporisations sur la cornée, atropine, pommade jaune, etc.

L'herpès s'arrange et guérit bien souvent sans cicatrices.

Mais, dans les autres cas, il y a une foule d'ennuis à prévoir.

Le *zona* creuse, s'étend et donne une taie indélébile; ajoutez-y les névralgies périorbitaires si persistantes et si pénibles.

Les *kératites serpigineuses* à type *dendritique*, sans parler de l'infection possible, sont particulièrement traînantes.

Souvent, le patient, fatigué, ne pouvant changer de maladie, change de médecin, jusqu'au jour où l'amélioration se produit sans cause appréciable, laissant après elle une cicatrice.

XI

UN CAS D'URGENCE ;
L'ULCÈRE CORNÉEN A HYPOPYON

Ulcère cornéen le plus souvent traumatique : l'hypopyon signe de gravité. — État des voies lacrymales et de la conjonctive. — Traitement : cautérisation au sulfate de zinc fort. La galvano-cautérisation.

Un ouvrier ou un paysan vient vous trouver. Il a un mouchoir noué en bandeau sur l'œil, il larmoie, il souffre, — pas toujours énormément. — C'est un blessé.

Le paysan a eu l'œil piqué par un épi en moissonnant ; l'ouvrier a reçu un éclat de charbon, de métal ou de pierre. Tous deux ont, en général, attendu avant de consulter et ils ne viennent qu'inquiétés par la baisse visuelle ou poussés par la douleur.

Examinez. Le bord des paupières est rouge et légèrement tuméfié ; l'œil pleure et craint la lumière. Cependant vous pourrez être plutôt surpris de la facilité de l'examen, la défense de l'œil n'est pas toujours en rapport avec les dégâts que vous constatez facilement.

A l'éclairage latéral : œil rouge, injection périkératique violacée.

En pleine cornée, une *ulcération*, souvent étendue, à fond grisâtre, à bords irréguliers, déchiquetés, jaunâtres.

Dans la chambre antérieure, derrière le tissu transparent, un onglet, parfois étroit, souvent large, de coloration jaunâtre, c'est *l'hypopyon* qui siège à la partie déclive de la chambre antérieure (*pl.* VIII, *fig.* 63).

Plus profondément, une pupille contractée avec, déjà, des bavures *d'iritis*.

Notez ce qui est capital. N'attachez à la réaction douloureuse qu'une importance secondaire : quand une cornée est en partie détruite, elle n'a plus ses terminaisons nerveuses superficielles si irritables.

Recherchez seulement deux signes :

1° Comment sont les bords de l'ulcère? Surélevés, polycycliques et jaunâtres, ils indiqueraient la progression de la lésion ; les parties voisines s'infiltrent de pus.

2° Y a-t-il hypopyon? Cette réaction inflammatoire de voisinage est un signe de haute gravité.

Mais comment expliquer qu'une blessure, souvent récente et légère, ait amené aussi rapidement une lésion si profonde?

Interrogez le malade. Vous saurez qu'avant sa blessure, il avait depuis longtemps de la conjonctivite ou du larmoiement. Appuyez sur l'angle interne de l'œil, vous ferez souvent sourdre par les points lacrymaux une grosse goutte de pus. La conjonctivite et la dacryocystite antérieures font la gravité de la blessure de la cornée. C'est un milieu infecté : l'érosion cornéenne est l'occasion de l'inoculation du globe par le pneumocoque des voies lacrymales ou par les autres germes de la conjonctive. Voilà le cas type. Plus rarement, il y a inoculation directe dans un œil sain. Assez souvent, l'ulcère cornéen complique la dacryocystite sans traumatisme occasionnel appréciable.

Quoi qu'il en soit, l'ulcère à hypopyon est pour l'avenir au moins une taie épaisse ; ce peut être la perforation cornéenne et la perte de l'œil.

Mais, avant d'envoyer le malade à l'oculiste, faites un pansement :

Appuyez sur le sac lacrymal pour le vider de son pus.

Et mieux, si vous en avez l'habitude, faites une injection antiseptique dans les voies lacrymales (voir page 321).

Après cocaïnisation répétée trois fois à trois minutes d'intervalle, lavez à grande eau bouillie les culs-de-sac conjonctivaux.

Attouchez l'ulcère au centre et sur les bords à l'aide d'une baguette de verre mousse trempée dans la solution suivante :

Sulfate de zinc	0 gr. 50
Eau distillée	5 cc.

Introduisez ensuite, entre les paupières, une bonne quantité (gros comme un pois) de la pommade :

Sulfate neutre d'atropine	0 gr. 02
Poudre d'iodoforme porphyrisée	0 — 50
Lanoline	ãã 5 —
Vaseline	

Et par-dessus le tout, *pansement occlusif*.

L'emploi de la pommade peut être répété trois fois dans les vingt-quatre heures.

Mais ce n'est qu'un traitement d'attente.

Que va faire l'oculiste?

Il va sonder les voies lacrymales pour drainer le pus et les laver.

Si la marche de l'ulcère est progressive, il va, sous cocaïne, en cautériser le fond et les bords au galvano ou avec une pointe très fine de thermo. Pour que cette cautérisation soit efficace, il faut agir sur la zone d'envahissement, c'est-à-dire dépasser largement les bords de l'ulcère, l'encercler dans une couronne de pointes de feu très rapprochées.

Si l'ulcère menace perforation, le spécialiste fera, à l'aide d'un couteau de Graefe, une transfixion de l'ulcère. La perforation était inévitable, il vaut mieux qu'elle soit chirurgicale. On obtient ainsi la détente.

Mais vous voyez que tout cela nécessite des instruments spéciaux et surtout une main exercée et que l'intervention précoce atténue d'autant l'inévitable taie.

Remarquez que, tandis qu'une *conjonctivite, surface sécrétante, ne comporte pas de bandeau, une kératite doit, au contraire, être recouverte d'un pansement occlusif*.

Et à ce propos, il est des variétés de kératites qui guérissent par le seul pansement, et mieux par le pansement physiologique type, la *suture des paupières*. Nous allons maintenant vous en parler.

XII

QUAND FAUT-IL PROTÉGER LA CORNÉE PAR LA SUTURE DES PAUPIÈRES ?

La sensibilité cornéenne et le clignement palpébral. — Kératite neuro-paralytique. — Kératite par lagophtalmie. — Kératite des exophtalmies. — Tarsorraphie.

Nous vous avons dit que l'exquise sensibilité de la cornée la protège et compense sa médiocre nutrition.

Mais elle a un autre moyen de défense : le clignement des paupières à l'état de veille et leur occlusion pendant le sommeil.

La sensibilité de la cornée lui vient de l'ophtalmique du trijumeau, nerf sensitif ; les paupières sont innervées par les filets supérieurs du facial, nerf moteur. Ces deux moyens de défense : *sensibilité cornéenne* et *mobilité palpébrale*, sont intimement associés pour la protection réflexe du globe.

Mais, que l'un d'eux soit altéré, la cornée va être en danger. Vous connaissez l'expérience célèbre de Magendie, reprise par Claude Bernard. Ils coupaient le trijumeau à des lapins. Il se produisait un ulcère cornéen perforant qui aboutissait à la fonte purulente de l'œil.

C'est une question complexe de savoir si ces accidents résultent de la destruction de fibres trophiques. Mais, pratiquement, Snellen, oculiste hollandais, a montré que les traumatismes sont un facteur important de lésions cornéennes et que les lapins dont on protège la cornée en rabattant l'oreille et en la suturant devant l'œil n'ont pas de kératite et ne deviennent pas borgnes, malgré la section du trijumeau.

Cela prouve l'importance de la protection du globe.

Chez l'homme, l'insensibilité cornéenne d'une part, la paralysie faciale et les exophtalmies d'autre part, peuvent mettre l'œil en danger et comportent un même traitement : la SUTURE DES PAUPIÈRES.

L'aboutissant de la paralysie du trijumeau, c'est la KÉRATITE NEURO-PARALYTIQUE. C'est une variété d'ulcère cornéen central, atone et indolore, qui s'infecte, s'accompagne d'hypopyon, peut aboutir à la perforation.

Il est d'ailleurs rare, heureusement, qu'on attende jusque-là pour faire le diagnostic, quand on est averti du danger de ces anesthésies traîtresses.

Ne manquez donc jamais d'explorer la sensibilité dans les kératites qui semblent indolentes.

— Mais comment ?

— Bien simplement. De la tête d'une épingle flambée, touchez légèrement cornée et conjonctive.

Si un mouvement de défense palpébrale ne se produit pas, il y a de l'anesthésie du globe, souvent étendue aux paupières.

Constatez-vous cette anesthésie ? L'ophtalmique du trijumeau est atteint.

Vous en tirez une indication clinique et une indication thérapeutique.

Clinique? Vous avez souvent affaire à un syphilitique, parfois à un artérioscléreux; il peut encore s'agir d'une tumeur cérébrale.

Thérapeutique ? Il faut protéger le globe oculaire et le mieux est de suturer les paupières.

C'est le pansement physiologique idéal.

*
* *

L'aspect clinique est différent dans la PARALYSIE FACIALE. Il y a un léger dépoli en forme de croissant situé à la partie inférieure, découverte, de la cornée. Ce dépoli aboutit à une *ulcération en coup d'ongle.*

Il est facile de constater cette lésion. Mais il faut faire plus... la prévoir! Pour cela, faites fermer les yeux à votre malade; voyez si une partie du globe reste découverte; demandez à l'entourage si, pendant le sommeil, l'œil reste entr'ouvert.

Comme les lièvres passent pour dormir les yeux ouverts, les anciens avaient appelé cette affection oculaire : KÉRATITE PAR LAGOPHTALMIE. Il faut connaître le mot et savoir que le traitement consiste en un pansement placé sur l'œil pendant la nuit. Mais le meilleur pansement de jour et de nuit, c'est la suture des paupières.

*
* *

Dans des cas plus rares, enfin (maladie de Basedow portée à son degré extrême, tumeur pulsatile de l'orbite), le globe est, pour ainsi dire, chassé hors des paupières qui, rétractées ou distendues, ne peuvent se fermer spontanément et doivent être cousues.

*
* *

Pour coudre convenablement les paupières, il faut en aviver les bords, mais il faut épargner soigneusement les points lacrymaux et les cils.

C'est assez délicat et nous vous conseillons de confier cette petite intervention à un spécialiste.

Coudre, c'est bien, mais, direz-vous, jusqu'à quand cet œil va-t-il rester couvert?

L'expérience prouve que les kératites neuroparalytiques ou par lagophtalmie se cicatrisent lentement; souvent s'établit une sensibilité récurrente. Des paralysies faciales s'améliorent et, après quelques mois, un jour vient où l'on peut fendre le pont suturé.

En résumé, la suture des paupières préserve la cornée de ce qui fait la gravité des kératites : l'infection secondaire.

Cette protection de l'œil est une chose si importante que, lorsque les paupières sont détruites ou rétractées par une cicatrice (brûlures de la face par l'acide sulfurique par exemple), il faut les réparer et les coudre.

Cette occlusion, enfin, constitue un pansement si parfait que l'on a proposé dans les plaies du globe la suture des paupières. Mais ici, le danger est d'enfermer le loup dans la bergerie en fermant un œil infecté. Voir chapitre XXXVIII, p. 262.

XIII

UN CAS DE PATHOLOGIE GÉNÉRALE : LA KÉRATITE INTERSTITIELLE

Kératite interstitielle à la période d'infiltration. — Stigmates d'hérédo-syphilis. — Phase de néovascularisation. — Bon pronostic visuel habituel, mais lente évolution. — Traitement aux diverses périodes. — Kératites interstitielles des adultes.

On vous amènera un jeune enfant ou un adolescent en vous disant : « Depuis quelque temps, il se forme une tache sur son œil ; il y voit de moins en moins. »

L'examen est ici facile, car il y a relativement peu de photophobie et peu de larmoiement. Rougeur du globe et injection périkératique (*Pl.* VIII, *fig.* 67).

A l'éclairage latéral, vous constatez d'importantes altérations cornéennes : pas d'ulcération, mais un aspect plutôt dépoli et comme chagriné de l'épithélium.

Dans l'épaisseur des lames, des taches grises, tantôt au centre, tantôt sur les bords, parfois disséminées, parfois confluentes au point de cacher l'iris.

Pas de dépôt à la partie déclive de la chambre antérieure.

Souvent une pupille petite, iritis, avec des synéchies.

Telle est la KÉRATITE INTERSTITIELLE à la *période* initiale dite *d'infiltration* (*fig.* 66).

Ne confondez pas avec une taie ancienne : dans le cas de taie ancienne, il n'y a pas cette rougeur ni cette irritation oculaires qui marquent quelque chose d'aigu. La taie est plus bleutée, moins jaunâtre, plus luisante à sa surface. Et surtout vous apprenez par l'interrogatoire que l'enfant a eu, autrefois, mal aux yeux.

Si vous avez un doute, cherchez chez l'enfant les stigmates de *l'hérédo-syphilis* dont la kératite interstitielle est un des éléments les plus importants. Si l'enfant a plus de sept ans, regardez les dents : vous y verrez les malformations caractéristiques (microdontisme, dents d'Hutchinson). Informez-vous si l'enfant entend clair. Vous reconnaîtrez dans les malformations dentaires, les troubles auriculaires et la kératite interstitielle la *triade d'Hutchinson*.

Mais il y a d'autres stigmates : la voûte palatine ogivale, le front olympien, les arthropathies, surtout celles du genou. Leur coexistence avec une kératite interstitielle acquiert une grosse signification diagnostique.

Interrogez la mère. Elle a souvent fait des fausses couches répétées, perdu des enfants.

La kératite hérédo-syphilitique n'est plus douteuse.

Avertissez alors les parents de la marche probable de l'affection. Elle sera longue, progressive, au point d'envahir complètement la cornée qui sera comme un verre opale.

Le second œil se prendra souvent, plus ou moins tardivement et l'enfant sera comme aveugle.

Il ne faudra même pas vous effrayer lorsque des vaisseaux rouges, néoformés, envahiront la cornée, les uns en surface, les autres profondément. Ce sera parfois comme un véritable petit lambeau de drap rouge qui remplacera la tache grise (*période de vascularisation*). Et malgré tout, avec le temps, la cornée finira par s'éclaircir et par reprendre sa transparence : c'est la règle (*période d'éclaircissement*).

Est-ce à dire qu'il faut abandonner la maladie à sa marche naturelle?

Non. Vous devez favoriser son évolution normale et obvier aux complications possibles.

A la première période, instillez de l'atropine pour dilater la pupille; faites faire des fumigations chaudes pour favoriser la vascularisation utile.

Plus tard, employez les massages à la pommade jaune pour hâter l'éclaircissement.

A toutes les périodes, faites un traitement général hydrargyrique par frictions ou injections.

Obvier aux complications, c'est éviter l'obstruction de la pupille. On ne voit pas facilement ce qui se passe derrière la cornée; d'une manière générale pourtant, on peut dire que l'instillation d'atropine est sans danger. Parfois cependant l'œil devient dur: ces poussées d'hypertonie, comme nous disons, sont une indication d'interrompre l'atropine et de la remplacer par de la pilocarpine ou de l'ésérine. Dans les cas graves, il peut se faire une véritable désorganisation avec ectasie du segment antérieur.

A la période de régression, enfin, le danger est

la sclérose cicatricielle qui empêche l'éclaircissement.

Ce que vous devez tirer surtout de l'examen de pareils cas, c'est un renseignement clinique général sur l'hérédité de vos jeunes clients. L'oculiste, qui collaborera souvent avec vous au traitement de cette affection longue et ennuyeuse trouverait, si l'examen ophtalmoscopique est possible, dans le fond de l'œil des stigmates chooriorétiniens d'hérédo-syphilis qui confirmeraient encore, s'il en était besoin, votre diagnostic.

*
* *

Chez l'adulte, la SYPHILIS ACQUISE donne parfois lieu à des KÉRATITES INTERSTITIELLES plus localisées que celles de l'enfant.

Ici, quoiqu'il ne soit pas du tout certain que d'autres infections que la syphilis puissent être en cause, l'enquête étiologique sera encore plus difficile.

Sachez, du moins, pour rassurer vos malades, que l'influence du traitement mercuriel agit d'une façon plus nette que chez l'enfant.

La kératite interstitielle vous intéressera donc surtout comme *signe révélateur de la syphilis*. Dans la pratique, vous pouvez admettre que toute kératite interstitielle est syphilitique.

Les quelques kératites profondes de l'adulte qui peuvent la simuler n'ont d'ordinaire ni sa gravité, ni son importance, ni sa durée.

Nous ne vous parlons pas des KÉRATITES LÉPREUSES, car nous faisons ensemble de la clinique pratique.

XIV

TAIES DE LA CORNÉE; CONSEILS UTILES

Néphélions. — Traitement médical. — L'astigmatisme irrégulier et la myopie consécutifs aux taies; leur correction optique relative. — Leucomes; le tatouage; l'iridectomie, dite optique. — Leucomes adhérents; leurs dangers (hypertonie et irido-cyclite); Synéchotomie. — Amputations du segment antérieur.

Quand un enfant ou un malade seront guéris d'une poussée aigue de kératite, prolongez longtemps le traitement pour réduire la taie.

A l'introduction de la pommade jaune, vous pouvez substituer le massage quotidien avec la pommade :

Calomel à la vapeur	0 gr. 50
Vaseline	10 —

Mais il faut reconnaître qu'après une légère amélioration la taie n'en demeurera pas moins.

On vous demandera alors s'il y a quelque chose de plus à faire pour enlever cette taie.

Répondez : les taies sont des cicatrices, elles ne s'enlèvent pas. Mais on peut en atténuer les inconvénients et en diminuer les dangers.

Une taie, même légère, déforme les courbures normales de la cornée et détermine de l'éblouissement.

L'œil voilé d'une taie devient habituellement myope. Le mécanisme de cette complication est discuté et sans doute complexe, mais il n'est pas douteux que les taies cornéennes entraînent une myopie acquise.

Dans tous ces cas, une correction optique bien choisie est utile. D'abord les verres concaves corrigent la *myopie*. Parfois *l'astigmatisme irrégulier* de la cornée, produit par la rétraction cicatricielle, se rapproche suffisamment de la régularité pour qu'un verre cylindrique améliore la vision et diminue la fatigue oculaire. Des verres légèrement teintés diminuent *l'éblouissement*.

L'intervention de l'oculiste devient encore plus indispensable en cas de taie épaisse (*leucome*). Vous vous rappelez qu'il y en a deux variétés : le LEUCOME proprement dit (*fig.* 66), et le LEUCOME ADHÉRENT (*fig.* 65), suite d'une perforation cornéenne.

Dans le premier cas, il existe surtout une gêne visuelle, une difformité. L'oculiste peut, en *tatouant* la taie, dissimuler la tache, diminuer l'éblouissement. Derrière la taie tatouée, la pupille se dilate et l'œil peut voir autour de la taie. Il est plus rare, mais possible qu'une petite *iridectomie*, faite dans un but *optique*, soit indiquée.

Avertir le malade de la possibilité du tatouage et de l'iridectomie n'est donc pas un conseil inutile.

C'est un conseil indispensable de l'avertir des DANGERS DU LEUCOME ADHÉRENT.

La cicatrice cornéenne à laquelle adhère l'iris et à travers laquelle il peut faire hernie est une menace permanente pour l'œil. Il peut se produire du glaucome ou de l'infection.

Nous verrons plus tard que le glaucome est dû à ce fait qu'il y a une disproportion entre la sécrétion et l'excrétion des liquides endo-oculaires. La hernie irienne, si petite soit-elle, peut avoir pour conséquence d'exciter par irritation la sécrétion liquide et d'obstruer partiellement les voies d'excrétion.

Quoi qu'il en soit du mécanisme, *l'hypertension*, c'est-à-dire la dureté de l'œil, entraîne non seulement des douleurs, mais la perte totale de l'organe. Or, la libération de l'iris peut, dans beaucoup de cas, supprimer ce danger.

L'autre danger du leucome adhérent, c'est *l'infection* de la membrane vasculaire de l'œil par les germes d'origine externe. Avertissez le malade que dans ce cas encore le dégagement de l'iris peut être utile (*synéchotomie*).

Quand l'œil paraît complètement perdu, réduit par suite de la destruction cornéenne et des hernies iriennes, la chirurgie oculaire peut encore épargner des douleurs et une difformité (*amputation du segment antérieur*).

La guérison d'une kératite ne marque donc pas la fin du rôle de l'oculiste et vous avez des conseils utiles à donner à vos malades porteurs de taies [1].

1. Voir chapitres XVII et XLIV.

XV

INTERVENTION NÉCESSAIRE ET SUFFISANTE DU MÉDECIN DANS L'IRITIS ET L'IRIDO CYCLITE

Danger local de l'iritis.— Anatomie normale et pathologique de l'iris.— Examen d'un cas type.— Cas légers.—Irido-cyclite.— Diagnostic différentiel.— Recherche des causes de l'iritis.— Traitement local; l'atropinisation.

Vous diagnostiquez une IRITIS, il faut instiller de l'atropine et reconnaître la cause de cette iritis.

Toute *iritis* crée un danger imminent et grave, l'obstruction et la soudure de la pupille, mais l'atropine instillée à temps suffit à conjurer le danger, d'où urgence du traitement local immédiat.

L'*iritis* a une signification clinique précieuse, mais nécessite une enquête étiologique souvent difficile.

*
* *

Donnons, comme toujours, un fondement anatomique à nos connaissances. Etudiez soigneusement les deux coupes ci-contre et leurs légendes.

L'une est un segment antérieur d'œil normal

(*fig.* 68). Remarquez plusieurs points importants et tirez-en des déductions :

1° Les différents segments de la tunique vasculaire de l'œil ne sont pas séparés. Il y a continuité et intime voisinage de l'iris et du corps ciliaire, c'est-à-dire du diaphragme mobile et de la région d'une haute importance physiologique où s'élaborent les liquides endo-oculaires.

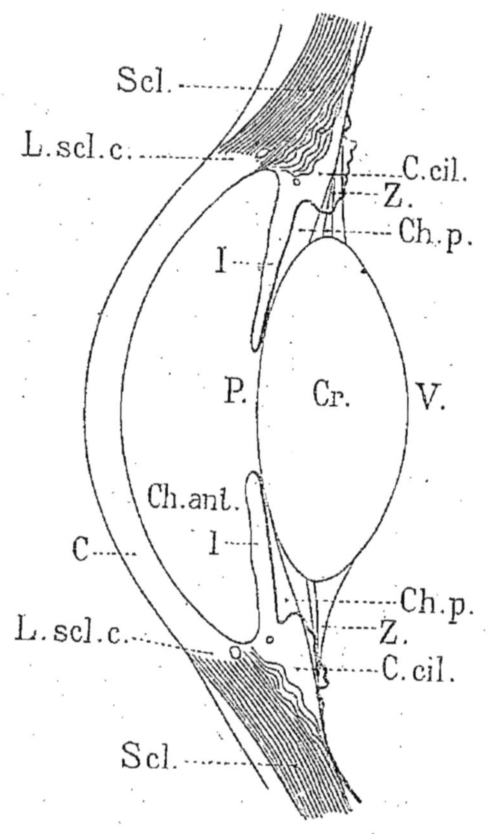

Fig. 68. — Coupe du segment antérieur d'un œil normal.

C. Cornée transparente. — Scl. Sclérotique. L. scl. c. Limbe scléro-cornéen. — Ch. ant. Chambre antérieure. — I. Iris. — C. cil. Corps ciliaire. — Cr. cristallin. — Z. Zonule de Zinn. — Ch. p. Chambre postérieure. — P. Orifice pupillaire. — V. Corps vitré.

Donc, anatomiquement, l'inflammation irienne s'accompagne plus ou moins de cyclite, c'est-à-dire d'inflammation du corps ciliaire. Il est vrai que cliniquement on ne parle d'irido-cyclite que quand les phénomènes profonds dominent.

2° Voyez ensuite le rapport intime du bord pupillaire de l'iris et de la face antérieure du cristallin, d'où facilité des adhérences inflammatoires ou *synéchies postérieures*.

3° Enfin l'étroitesse de la chambre postérieure montre que, principalement dans l'irido-cyclite, elle peut être comblée par les produits inflammatoires.

La seconde coupe est celle d'un segment antérieur désorganisé au maximum par l'irido-cyclite (*fig.* 69).

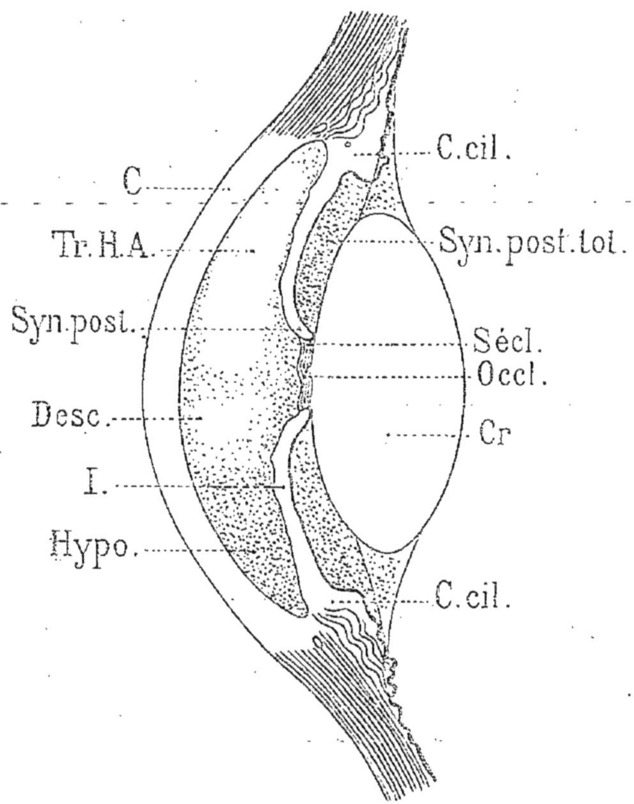

Fig. 69. — Irido-cyclite (coupe du segment antérieur d'un œil).
C. Cornée. — I. Iris. — C. cil. Corps ciliaire. — Cr. Cristallin. — Tr. H.A. Trouble de l'humeur aqueuse. — Desc. Dépôt à la face postérieure de la cornée. — Hyp. Hypopyon. — Syn. post. Synéchie postérieure. — Syn. post. tot. Synéchie postérieure totale. — Sécl. Séclusion pupillaire. — Occl. Occlusion pupillaire.

Comme toujours, l'inflammation est caractérisée ici par l'exsudation en dehors des vaisseaux de leucocytes et de fibrine. Ces produits inflammatoires remplissent la chambre antérieure (*trouble de l'humeur aqueuse, dépôts à la face profonde de la cornée ou descemétite, hypopyon*).

Il y a des adhérences de l'iris au cristallin, *les synéchies*, qui déforment ou soudent la pupille, *séclusion pupillaire*. Elles sont la caractéristique des iritis même légères.

La fibrine obstrue plus ou moins la pupille. C'est l'*occlusion pupillaire* des irido-cyclites graves.

La chambre postérieure est comblée, c'est la *synéchie postérieure totale*.

Enfin les tissus normaux, iris ou corps ciliaire, sont atrophiés, sclérosés ; c'est l'aboutissant des inflammations longues et répétées.

*
* *

Le praticien, qui saura cliniquement dépister ces lésions, même légères et commençantes, sauvera des yeux.

Un client, de tout âge et de toute condition se plaint de douleurs dans l'œil, et autour de l'œil. Chez l'un, c'est une simple pesanteur, l'autre a une névralgie violente, qui lui fait perdre le sommeil et l'appétit.

La vue est troublée, mais ici encore un trouble léger et monolatéral peut ne pas gêner beaucoup, au début, un malade qui ne lit ni n'écrit. Il ferme d'ailleurs cet œil malade qui craint la lumière et larmoie.

La réaction individuelle à l'iritis varie donc, mais

l'attention du praticien dans l'examen objectif doit toujours être parfaite, même dans les cas en apparence légers.

Supposons pourtant un cas net, d'intensité moyenne (*Pl.* IX, *fig.* 70) :

Les paupières sont légèrement gonflées.

Le globe oculaire est rouge, avec cercle violacé périkératique.

La cornée, bien lisse à sa surface, est pourtant trouble, car il y a de fins dépôts à sa face profonde et un louche de l'humeur aqueuse.

L'éclairage latéral ne nous permettra plus de voir les beaux dessins veloutés de la face antérieure d'un iris normal : le velours irien est comme usé et terni. Cela toujours.

Plus rarement vous verrez à la face antérieure de l'iris un ou plusieurs boutons jaunâtres (*iritis papuleuse ou nodulaire*) (*Pl.* IX, *fig.* 73).

Mais cherchez le signe capital : la pupille ne subit pas comme à l'état normal, des modifications incessantes de diamètre ; elle est plus ou moins immobile ; elle reste petite, irrégulière avec des bavures foncées exsudatives.

Palpez l'œil à travers la paupière supérieure à l'aide des deux index et comme si vous vouliez doucement chercher la fluctuation d'un abcès. Vous le trouverez de tonus normal ou mou.

Il y a utilité à instiller immédiatement de l'atropine. La pupille se dilate alors et prend une forme polycyclique dentelée, des synéchies plus ou moins nombreuses la collent au cristallin. Les figures de la planche IX montrent le contraste entre ces deux états. Voilà le cas type.

*
* *

Supposez une atténuation des symptômes.

Œil à peine rouge, sauf au niveau du limbe. Le cercle périkératique est au moins esquissé.

Synéchies discrètes d'une pupille petite, mais non encombrée d'exsudats.

Vous aurez l'*iritis* légère, *torpide*, forme dangereuse, parce que sournoise.

Au contraire, l'exagération de tous les signes se rencontre dans *l'irido-cyclite* : vives douleurs, œil très rouge, anneau ciliaire violacé, œdémateux ; humeur aqueuse très trouble avec un dépôt net à la face profonde de la cornée, parfois même un liséré d'hypopyon ou un onglet d'hyphéma (*Pl.* IX, *fig.* 71, 72).

La pupille s'encombre d'exsudats grisâtres. La maladie tend à l'occlusion pupillaire et à la synéchie postérieure totale.

*
* *

Dans le diagnostic, on peut pécher par défaut, méconnaître *l'iritis* et laisser s'organiser des synéchies, ou pécher par excès, y penser à tort et atropiniser un œil atteint d'une autre affection.

Pour éviter ces erreurs, rappelons-nous ce que nous

savons déjà. N'attachons pas grande importance aux réactions individuelles, mais faisons un examen objectif soigné.

Dans la CONJONCTIVITE, il y a de la *sécrétion:* paupières collées au réveil, fibrine et pus dans le cul-de-sac conjonctival. Pupille mobile et régulière. Vision normale quand l'œil a été lavé.

Dans ce cas, mettre de l'atropine serait un excès de zèle qui n'aurait pourtant d'autre inconvénient que de troubler la vue pendant quelque temps... et peut-être d'empêcher de soigner comme il convient la conjonctivite.

Dans les KÉRATITES, l'éclairage latéral montre des altérations du poli cornéen, phlyctènes ou ulcérations.

La pupille est généralement petite par myosis irritatif, mais elle n'a pas de bavures exsudatives. Là pourtant un peu plus d'attention et de soin sont nécessaires.

L'instillation d'atropine est ici sans danger; elle fait faire le diagnostic en montrant l'absence de synéchies. La dilatation pupillaire est un palliatif des douleurs de la kératite, mais ce ne serait pas un traitement suffisant.

Dans tous ces cas, croire à une iritis qui n'existerait pas, ne produirait pas un désastre.

Il n'en serait pas de même si on confondait l'IRITIS et *le* GLAUCOME et si l'on instillait de l'atropine dans un œil dur. *C'est le diagnostic capital.*

Dans le GLAUCOME, une personne plutôt âgée souffre d'une névralgie orbitaire, se plaint de voir à travers un brouillard et ne peut pas lire.

Œil rouge, cornée comme couverte de buée, pupille moyennement dilatée mais non polycyclique et sans bavures. Sous le doigt qui palpe, *œil dur*.

Un interrogatoire bien fait permet de retrouver des crises pareilles atténuées dans le passé du malade; nous en reparlerons longuement dans la causerie suivante.

Ici l'atropinisation risquerait de produire une catastrophe.

*
* *

Le pronostic de l'iritis est toujours sérieux. C'est une maladie tenace et récidivante, mais dont la gravité dépend en partie de la cause qui l'a produite.

Même si le praticien partage avec un spécialiste la responsabilité du traitement, il doit faire l'examen de l'état général.

Vous aurez d'abord des malades qui n'ont pas de passé oculaire, d'autres chez lesquels l'iritis ne sera qu'une complication d'un état local.

Les premiers sont les plus intéressants et aussi les plus difficiles à débrouiller. Dans votre enquête étiologique, soyez guidé par la fréquence relative des causes d'iritis.

Avant tout et surtout, pensez à la *syphilis*. C'est dans la période secondaire, généralement après le sixième mois, avant la fin de la première année, que l'on observe l'iritis.

Mais elle peut être plus tardive et se rencontrer à

une période éloignée de l'infection, combinée plus ou moins aux troubles du vitré et aux choroïdites.

Les hérédo-syphilitiques enfin n'en sont pas exempts et les synéchies pupillaires peuvent, chez eux, coïncider ou non avec la kératite interstitielle.

Interrogatoire, examen de la peau et de la gorge, palpation des régions ganglionnaires et des os, recherche de la leucoplasie buccale, examen des malformations dentaires, rien ne doit être négligé pour dépister ou éliminer la syphilis.

Pensez ensuite au *rhumatisme*, avec tout ce que ce mot comporte de vague, c'est-à-dire recherchez les infections parfois aiguës, souvent atténuées, qui se localisent sur les articulations et les gaines séreuses. Elles peuvent, au même titre, frapper l'iris.

Recherchez la *blennorragie* subaiguë ou chronique ; qu'elle ait déterminé ou non des arthralgies ou des arthrites, elle peut avoir une localisation irienne.

N'oubliez pas, enfin, que la *tuberculose* qui n'était guère considérée autrefois comme une cause d'iritis, nous semble maintenant jouer, soit par ses toxines soit par la présence même du bacille de Koch dans l'iris, un rôle pathogénique important. Question compliquée, mais dont la solution sera facilitée pour l'oculiste si le médecin a examiné avec soin les poumons et les ganglions de son client et fait, au besoin, une cutiréaction.

Avez-vous pu éliminer toutes ces causes? Examinez les urines, car il y a une iritis dite *diabétique*. Le diabète crée sans doute un terrain propice à une infection irienne et le régime est ici la condition de la guérison de cette infection.

Nous venons de voir un homme de soixante ans qui, pendant cinq ans, fit des iritis à répétition, fut considéré malgré ses protestations comme un syphilitique. Il ne guérit de ces poussées récidivantes que le jour où l'on découvrit la glycosurie et où on le mit au régime.

Et si vous ne trouvez rien dans les urines ? Indiquez à l'oculiste l'état gastro-intestinal, les infections des organes génitaux de la femme (métrite, salpingite), les infections dentaires, car dans tous ces cas on peut observer des iritis torpides et les rattacher à une septicémie atténuée, avec métastase irienne (irido-choroïdite de la ménopause).

Les *maladies aiguës* s'accompagnent rarement d'iritis ; toutefois si les yeux deviennent rouges, le praticien qui examine soigneusement les pupilles, ne méconnaîtra pas cette complication.

C'est encore l'examen soigneux des pupilles *dans toutes les affections oculaires inflammatoires* qui fera reconnaître les iritis de cause locale : iritis traumatiques par plaies infectées de l'œil et iritis dites de causes exogènes, iritis compliquant les kératites ulcéreuses.

Mais il est une variété l'on ne saurait trop craindre, c'est l'IRIDO-CYCLITE SYMPATHIQUE.

Chez tous les blessés, surtout chez ceux qui ont une plaie de l'œil avec corps étranger pénétrant, même si cette plaie est ancienne et cicatrisée, redoutez cette grave affection.

Si l'œil du côté opposé à l'œil blessé larmoie, rougit, craint la lumière, a des brouillards, examinez sans tarder les mouvements de la pupille, et adressez vite votre client à l'oculiste : *une énucléation hâtive* de l'œil sympathisant est la seule chance de sauver l'œil sympathisé. Mais nous en reparlerons (chap. XLIV).

Vous voyez que l'iritis est une affection *toujours grave* dans son polymorphisme clinique et étiologique.

Agir vite, c'est agir bien.

Le traitement essentiel, c'est l'instillation du collyre fort d'atropine :

Sulfate neutre d'atropine...............	0 gr. 05
Eau distillée stérilisée.................	10 cc.

à répéter au moins quatre fois par jour.

Accessoirement : compresses chaudes, ventouses scarifiées à la tempe ; calmants à l'intérieur, mais évitez l'opium qui est un myotique et qui diminue l'action mydriatique de l'atropine.

Quand faudra-t-il cesser les instillations d'atropine ? Tardivement, mais cela dépend de chaque cas particulier et il sera sage de s'en remettre à l'oculiste.

Le traitement général est capital. Il variera à l'infini *mais devra toujours être très énergique.*

C'est ici surtout que la collaboration du praticien et du spécialiste sera féconde.

XVI

GLAUCOME

Circulation des liquides de l'œil. — L'œil glaucomateux ; soudure irido-kératique et excavation de la papille.— Ce que nous savons de la nature du glaucome. — Crises prodromiques. — La crise aiguë de glaucome. Diagnostic différentiel. — L'instillation des myotiques.— La sclérotomie, l'iridectomie. — Le glaucome chronique simple et l'irido-sclérectomie.

Ce vieux mot de GLAUCOME, pittoresque et vague, suggère immédiatement au praticien l'idée du danger de l'atropinisation... et un peu aussi l'idée de l'inutilité relative du traitement médical ou même chirurgical.

Ce sont là notions insuffisantes car tous les glaucomateux, s'ils sont bien soignés, de façon précoce, ne deviennent pas aveugles. Mais c'est trop peu de ne pas instiller d'atropine, il faut savoir prescrire les myotiques.

Le glaucome est donc un cas d'urgence et c'est une des affections de l'œil sur lesquelles il importe d'avoir les notions les plus exactes.

*
* *

Ces notions, d'ailleurs, sont toutes cliniques, car la

pathogénie du glaucome est sans doute complexe et reste mystérieuse.

L'idée qu'on peut s'en faire est donc forcément assez schématique.

Si le glaucome est une maladie sans analogie dans l'économie, c'est que l'œil lui-même est un organe à part. C'est un organe kystique, à paroi externe inextensible, mais kyste hautement différencié en vue de recevoir les impressions lumineuses et colorées. De plus, ce kyste, tapissé intérieurement par la rétine, relié au cerveau par le nerf optique, devient, de ce fait, une véritable expansion cérébrale participant de la fragilité des tissus nerveux.

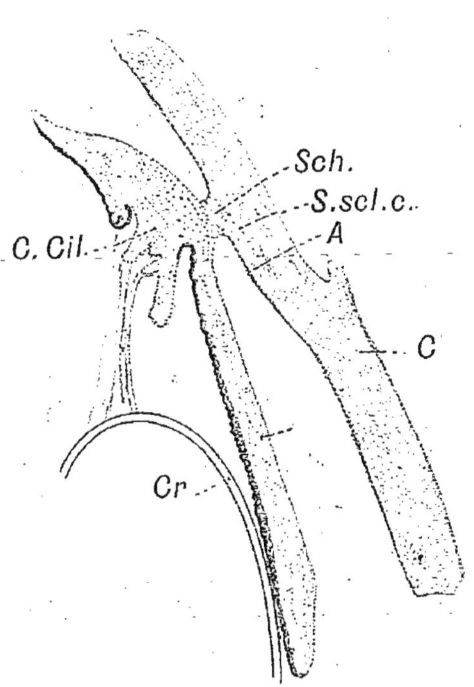

Fig. 76. — Coupe de segment antérieur d'œil normal.

C. Cornée. — I. Iris. — C.cil. Corps ciliaire. — Cr. Cristallin. — Sch. Canal de Schlemm. — S. cl. c. Système trabéculaire scléro-cornéen.

Que la pression des milieux liquides augmente à l'intérieur du globe oculaire et les éléments nerveux vont être écrasés contre la paroi scléreuse, inextensible : Voilà le glaucome et ses conséquences.

Ces faits méritent d'être analysés :

1° Sur la coupe ci-dessus d'un fragment antérieur

d'œil normal (*fig*. 76) on voit qu'il existe, en C. Cil, des franges brunâtres, c'est le *corps ciliaire ;* c'est à ce niveau que suintent l'humeur aqueuse et, d'une façon générale, les liquides endo-oculaires. — C'est la voie d'arrivée.

En A on voit, *l'angle de la chambre antérieure* limitée en avant par la cornée, en arrière par l'iris ; le sommet de cet angle est différencié en sorte de grille d'égout (système scléro-cornéen), à travers laquelle filtre l'humeur aqueuse qui se déverse ensuite dans le *canal de Schlemm* et par lui dans la circulation veineuse générale. — C'est la voie d'excrétion.

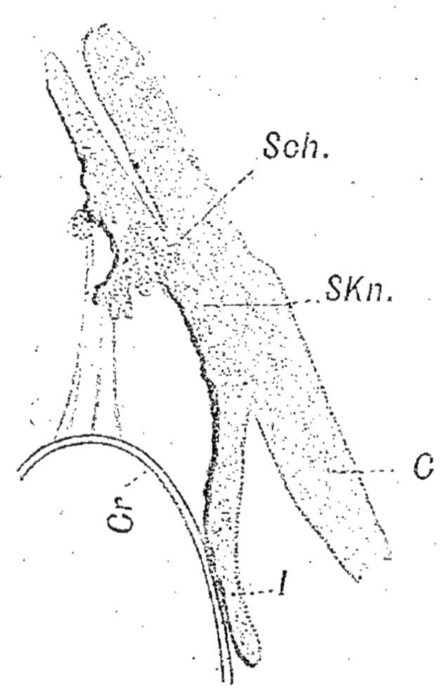

Fig. 77. — Coupe d'un segment antérieur d'œil glaucomateux. C. Cornée. — I. Iris. — C.cil. Corps ciliaire. — Cr. Cristallin. — Skn Soudure irido-kératique de Knies — Sch. Canal de Schlemm.

Sur la figure 78, on peut voir au pôle postérieur de l'œil la coupe de la rétine et la coupe d'une *papille optique normale*. Les fibres nerveuses sortent de la sclérotique à travers un canal légèrement oblique creusé dans la tunique fibreuse et qui, naturellement, constitue un point faible de la paroi du kyste.

2° Si l'on considère, au contraire, la coupe d'un œil glaucomateux, on y trouve d'importants changements :

Au pôle antérieur (*fig*. 77), l'angle de la chambre antérieure n'existe plus ; l'iris, en partie atrophié, est adossé

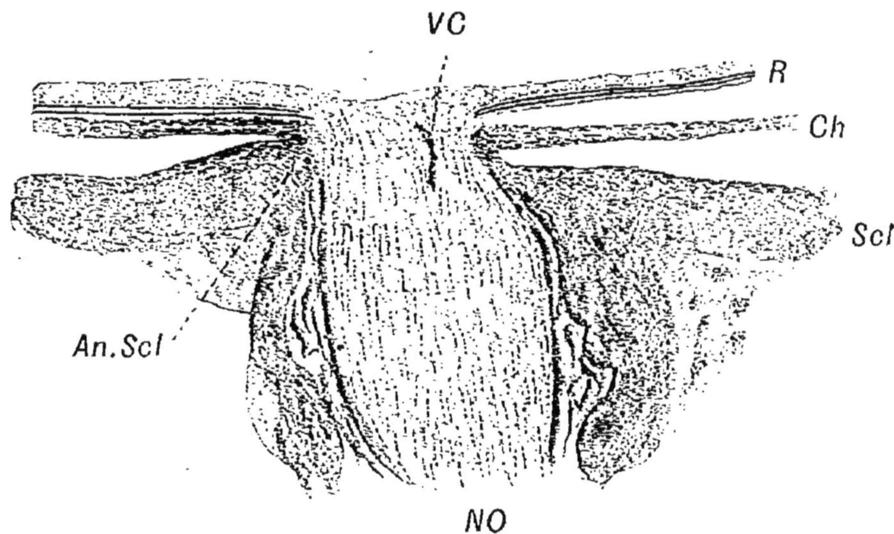

Fig. 78. — Coupe d'un segment postérieur d'œil normal. Région de la papille optique.

NO. Nerf optique. — Scl. Sclérotique. — An.Scl. Anneau scléral. — Ch. Choroïde. R. Rétine. — V.G. Vaisseaux centraux de la rétine.

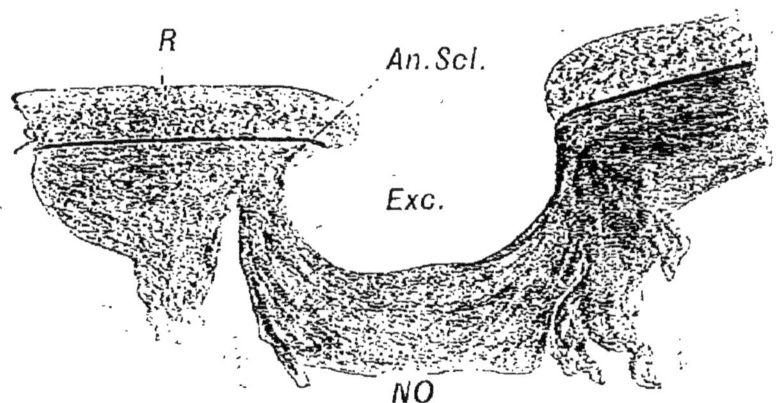

Fig. 79. — Coupe d'un segment postérieur d'œil glaucomateux. Région de la papille optique.

N.O. Nerf optique. — R. Rétine. — Ann. scl. Anneau scléral. — Exc. Excavation de la papille optique.

à la face postérieure de la cornée, à laquelle il s'accole

surtout vers sa racine (*soudure de Knies*) formant ainsi un clapet qui ferme la grille d'égout et le canal de Schlemm. *Les voies d'excrétion sont bouchées.*

Quoique la région ciliaire, voie d'apport, soit également altérée, elle n'a pas subi une altération aussi brutale et aussi totale.

On saisit pourquoi l'œil est dur : il reçoit des liquides et ne peut déverser son trop-plein.

Au pôle postérieur (*fig.* 79), une autre altération est manifeste : sous la poussée de la pression intérieure, la *papille optique*, point faible, a cédé ; elle s'est *excavée* et les fibres optiques, serrées sur l'anneau scléral, sont atrophiées. En ce point, on voit facilement une déformation produite par la pression supportée. Mais il est certain, et l'examen à un plus fort grossissement le met en évidence, que tout ce qui tapisse la paroi endo-oculaire a souffert de la pression : anémie et atrophie de la rétine, dégénérescence des nerfs ciliaires longs, etc.

*
* *

On peut donc se faire, anatomiquement, une idée claire du glaucome. Mais dans l'état actuel de nos connaissances, il est impossible d'en concevoir la PATHOGÉNIE.

Les faits anatomiques traduisent une rupture d'équilibre entre l'excrétion et la sécrétion des liquides endo-oculaires, c'est tout ce que nous savons.

Mais les discussions commencent quand il s'agit d'en préciser le mécanisme.

La soudure irido-kératique vient compliquer l'engorgement et le rendre définitif, mais il semble bien qu'elle n'est pas primitive.

On dit que le glaucome est un œdème aigu du corps vitré, on le compare à l'œdème aigu du poumon ; les uns le rattachent à l'artério-sclérose ; d'autres y voient un trouble nerveux sécrétoire sous l'influence du grand sympathique ; d'autres pensent que des chlorures non éliminés par le rein s'accumulent dans la fente lymphatique oculaire et y déterminent un appel de liquide, œdème qui refoule en avant cristallin et iris, fermant ainsi le clapet irido-cornéen.

Ce sont des vues de l'esprit que les faits ne corroborent pas toujours. Comme le dit plaisamment notre maître Rochon-Duvigneaud, on oublie un peu trop que le glaucome est une maladie de l'œil.

Que de gens font des accidents d'artério-sclérose et n'ont jamais de glaucome ! On a sectionné bien des sympathiques sans modifier de façon durable la tension oculaire. Que de gens à rétention chlorurique font des œdèmes et n'ont pas de glaucome ! et réciproquement.

N'est-il pas, d'ailleurs, probable qu'un organe si délicat ne se laisse pas envahir par des déchets ? Et si cet envahissement est à l'origine du glaucome, il faudrait savoir ce qui permet cet envahissement.

Puisque la thérapeutique ne peut en être pathogénique, apprenons du moins à bien connaître cliniquement le glaucome. Cliniquement nous voyons devenir glaucomateux des gens âgés, artério-scléreux, hypertendus artériels, à élimination rénale insuffisante...

Nous aurons à déceler le glaucome entre les crises et pendant les crises.

Entre les crises, sachez interroger les malades.

Pendant les crises, sachez examiner l'œil.

*
* *

Une personne de cinquante ans, ou plus, viendra vous dire :

« Docteur, j'ai éprouvé hier un phénomène bizarre: au moment de ma digestion, j'ai eu une forte migraine qui me tenait au-dessus de l'œil et j'avais tellement mal à la tête que je n'y voyais pas. Heureusement j'ai dormi et cela s'est passé!

— Est-ce la première fois que cela vous arrive?

— Non, je l'avais peut-être déjà éprouvé, mais jamais aussi fortement.

— Votre vue a-t-elle baissé ces temps derniers?

— Docteur, je suis presbyte et j'ai dû augmenter beaucoup le numéro de mes verres.

— Ah! N'avez-vous pas quelquefois un trouble dans les yeux?

— Oui. Quelquefois, lorsque je suis fatigué, si j'ai faim ou si j'ai trop mangé, j'y vois comme à travers une fumée, je ne peux pas lire; les lettres sont dans un brouillard!

— Quand vous êtes dans cet état, voyez-vous des cercles autour des flammes?

— Oui! les lumières sont entourées d'un halo vert et rouge comme des réverbères dans le brouillard.

— Quand viennent vos maux de tête?

— Ils succèdent à l'éblouissement, mais disparaissent quand j'ai fait une promenade et surtout quand j'ai dormi! »

Voilà le dialogue qu'il faut provoquer.

Il faut, au début, pour ainsi dire arracher au glaucomateux le récit de ses troubles visuels dont la fugacité et la bénignité apparente sont telles qu'il ne s'en préoccupe jamais. Pourtant, les obnubilations intermittentes, avec halo coloré autour des flammes, suivies de céphalée, accompagnées parfois de nausées, doivent conduire au diagnostic de GLAUCOME PRODROMIQUE.

On ne les confondra pas avec les migraines ophtalmiques qui sont plutôt une affection de l'adolescence. Dans le doute, d'ailleurs, l'oculiste consulté pourra séparer les deux ordres de faits, car, même à cette période, le glaucome a déjà *rétréci le champ visuel nasal.* L'examen objectif de l'œil entre les crises ressortit, en effet, au spécialiste; il y a, d'ailleurs, là une responsabilité qu'il sera judicieux de partager.

*
* *

Au moment d'une crise aiguë, le praticien devra, au contraire, *savoir agir* **seul** *et savoir agir* vite.

Trop souvent, en effet, ni le malade, ni son entourage n'ont tenu compte des avertissements prodromiques et c'est à la période d'état que le GLAUCOME INFLAM-

MATOIRE vient brusquement les effrayer. Il faut donc bien connaître les caractères de la crise et l'aspect de l'œil glaucomateux.

On a devant soi un malade qui souffre de l'œil, autour de l'œil, et dans la tête. « J'ai, dit-il, une névralgie ! »

Cette *névralgie* est plus ou moins violente, mais ne manque guère.

Cet état local s'accompagne d'un malaise général qui donne envie de vomir, ôte l'appétit, et fait perdre le sommeil.

L'œil ne voit pas, il serait incapable de lire les caractères moyens d'un journal. Il larmoie, craint la lumière.

Les paupières sont gonflées et rouges.

Le globe est enchâssé dans une conjonctive légèrement œdématiée et uniformément rouge livide (*Pl.* IX, *fig.* 74).

La cornée a perdu son luisant ; elle est dépolie, mate.

On voit mal l'iris, qui est accolé à la face profonde de la cornée, mais on peut constater pourtant que *la pupille est moyennement dilatée.*

Cet aspect doit immédiatement vous amener à tâter l'œil à travers la paupière supérieure, à l'aide des deux index (*fig.* 22).

Le *globe est dur*, parfois comme une bille de marbre ; du moins, en le comparant avec celui du côté opposé, on sent que sa résistance est notablement accrue.

Œil douloureux, à vision troublée, dur sous le doigt ; c'est le glaucome.

Mais aussi, accessoirement, œil rouge, d'où la confusion trop fréquente avec les autres affections dans lesquelles la rougeur est tout ou presque tout.

La CONJONCTIVITE est caractérisée par la *sécrétion*, qui manque dans le glaucome. La cornée n'est pas mate. L'œil y voit, au moins quand on l'a lavé. Il n'est pas dur sous le doigt.

Dans la KÉRATITE, grosse photophobie, vision troublée et souvent dépoli cornéen. Mais ici la pupille est contractée et, par-dessus tout, l'œil n'est pas dur.

Dans l'IRITIS, douleur, rougeur, photophobie, mauvaise vision, parfois léger trouble de la face interne de la cornée rendent le problème plus difficile. — Mais ici la pupille est petite, irrégulière, polycyclique, et enfin l'œil n'est pas dur sous le doigt.

Ces diverses affections peuvent d'ailleurs se combiner au glaucome, mais si l'on a dans l'esprit l'idée de l'hypertonie et si l'on s'est exercé à tâter des yeux normaux, *la sensation de dureté du globe reste le signe révélateur.*

*
* *

Malgré les apparences tout le mal est à l'œil et c'est l'œil qu'il faut traiter.

Il faut lutter contre l'hypertonie. *Médicalement*, le

traitement est d'une application facile, sinon d'une efficacité constante ; il est du ressort du praticien. *Chirurgicalement*, l'intervention souvent nécessaire est difficile ; c'est l'affaire de l'oculiste. Si l'urgence a pu être comparée à celle d'une hernie étranglée, il faut reconnaître que la technique est ici particulièrement délicate.

Prescrivez l'instillation, toutes les trois heures, de deux ou trois gouttes du collyre ci-dessous :

Salicylate d'ésérine.....................	0 gr. 02
Nitrate de pilocarpine....................	0 — 20
Eau stérilisée..........................	10 c.

Si le malade dort, ne pas le réveiller, le sommeil étant le meilleur des myotiques.

Ajoutez si vous voulez : sangsues à la tempe ; opiacés contre les douleurs ; purgatifs, diurétiques (lactose) ; bains de pied.

Mais tout cela est accessoire, le traitement du glaucome est l'instillation répétée des myotiques qui, contractant la pupille, détendent le globe et dégagent l'angle irien.

L'atropine aurait un effet contraire, elle dilate la pupille, elle augmente le tonus, elle produirait un désastre.

Mais trop souvent le traitement médical échoue et l'oculiste est amené à faire une *sclérotomie*, c'est-à-dire une ponction de l'œil.

Cette opération palliative ne doit d'ailleurs être considérée que comme une préparation à l'opération faite dans un but curatif, l'*iridectomie*.

Depuis de Graefe (1856), on sait, en effet, que l'iridectomie, surtout si elle est faite à froid, empêche les récidives et prévient la cécité dans la moitié des cas environ.

Peut-être agit-elle en dégageant en partie l'angle de

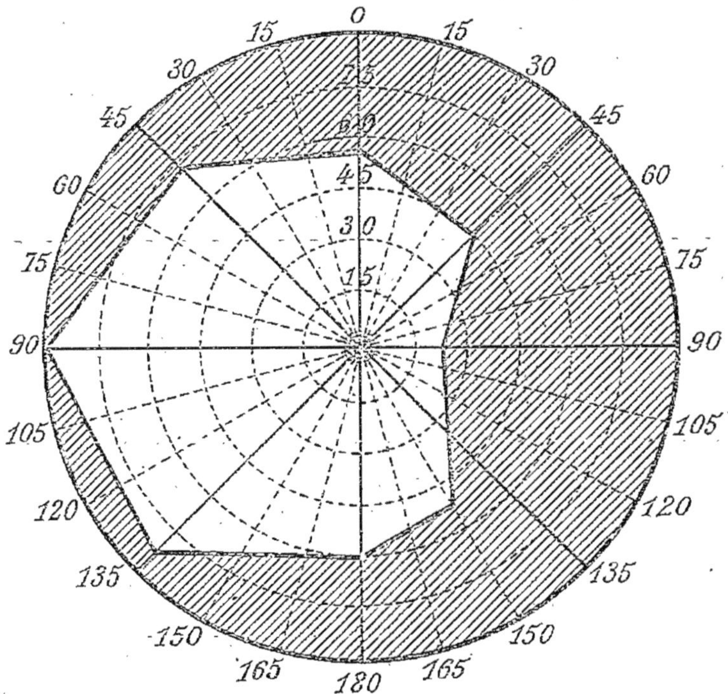

Fig. 80. — Le champ visuel du glaucome. — Rétrécissement nasal.

filtration. Mais, quoique son mode d'action reste incertain, ses bons effets ne sont pas douteux.

Il faut le savoir et le dire.

* * *

Il y a des malades qui perdent la vue lentement, insidieusement, sans crises douloureuses et sans rougeur apparente de l'œil, qui est à peine dur sous le doigt. Les oculistes trouvent chez eux, un retrécissement nasal du champ visuel (*fig.* 80) avec bonne vision des couleurs, une *excavation de la papille*. Ils diagnostiquent un GLAUCOME CHRONIQUE SIMPLE, mais ils se l'expliquent encore bien moins que le glaucome aigu à poussées inflammatoires.

Le traitement serait ici de créer une fistule sous-conjonctivale pour décharger la tension intra-oculaire ; l'*irido-sclérectomie de Lagrange* marque un progrès net dans ce sens.

XVII

LES YEUX DURS

Les glaucomes secondaires. — Iritis torpide et séclusion pupillaire. — Iridocyclite et hypertonie. — Hypertonie suite de luxation du cristallin, d'hémorragie intra-oculaire, de leucome adhérent. — Période glaucomateuse des tumeurs de l'œil.

A côté du glaucome primitif, dont la cause exacte nous échappe, existent des HYPERTONIES qui accompagnent diverses maladies de l'œil.

Ce sont les GLAUCOMES SECONDAIRES.

Leur pathogénie, ou du moins leur mécanisme, se ramène toujours à ceci : le contenu du globe oculaire devient trop abondant pour le contenant inextensible, ou bien les voies d'excrétion sont obstruées.

Prenez cette habitude, en quelque sorte réflexe, de chercher le *tonus* de tous les globes oculaires et mettez-vous, pour ainsi parler, dans les doigts, la sensation de l'élasticité normale rénitente de l'œil sain.

En comparant chez un même malade le tonus des deux yeux, vous découvrirez la rigidité sclérale et la consistance ferme des hypertonies secondaires.

Diverses séries de malades se présenteront à vous.

*
* *

Il peut s'agir d'un malade en traitement pour une IRITIS.

Parfois c'est une vieille femme ayant des IRITIS TORPIDES qui ont, plus ou moins, soudé la pupille. L'atropine ne la dilate pas ; l'œil devient dur et douloureux. C'est que les liquides sécrétés par le corps ciliaire ne peuvent plus franchir l'orifice pupillaire bloqué. La perte de la communication entre la chambre postérieure et la chambre antérieure a déterminé un glaucome (pupille petite, bouchée ; iris qui bombe irrégulièrement en tomate, *œil dur*). *C'est le glaucome secondaire à l'obstruction pupillaire* (*fig*. 69).

Une autre fois, vous verrez un malade atteint d'IRIDO-CYCLITE GRAVE chez lequel la pupille, quoiqu'irrégulière, est assez bien dilatée par l'atropine. Au cours du traitement, l'œil, qui était primitivement mou, est devenu dur, sans doute sous l'influence d'une hypersécrétion ciliaire, peut-être parce que des déchets inflammatoires ont encombré la grille d'égout du canal de Schlemm. *C'est l'hypertonie secondaire des irido-cyclites.*

*
* *

Une autre fois, il s'agira d'un blessé ayant reçu un coup sur l'œil. On voit parfois, dans ce cas, la LUXATION DU CRISTALLIN ou l'HÉMORRAGIE INTRA-OCULAIRE se compliquer d'hypertonie

Nous vous avons déjà parlé des hypertonies du LEUCOME ADHÉRENT.

*
* *

Ou encore l'hypertonie survient après une baisse visuelle progressive, monolatérale, d'abord limitée à un morceau de champ visuel (*décollement de la rétine*), puis envahissant l'œil tout entier. Mais cela insidieusement, sans les poussées du glaucome primitif.

C'est une TUMEUR INTRA-OCULAIRE (sarcome, gliome) qui, proliférant à l'intérieur de la coque inextensible, diminue la capacité du contenant.

Ici, le danger est double, l'hypertonie rend aveugle et la maladie causale peut faire perdre non seulement la vue, mais parfois la vie.

*
* *

Vous voyez la variété des causes de glaucome secondaire et que ces cas relèvent, tout à fait, de l'ophtalmologie spéciale.

L'oculiste peut, par une iridectomie, dégager la pupille soudée de l'iritis torpide. Il règle le taux de l'atropinisation dans les irido-cyclites graves, à poussées glaucomateuses. Il tentera, le cas échéant, l'extraction du cristallin luxé. Il énuclée rapidement l'œil qui renferme une tumeur.

Il était bon que vous fussiez au courant des circonstances capables de produire l'hypertonie.

Conclusion : Cherchez toujours le tonus, et méfiez-vous des yeux durs !

XVIII

L'ESSENTIEL SUR L'ANATOMIE DES CATARACTES

Le cristallin normal; sa situation, sa structure. — Les cataractes. — En quoi consiste l'opération de la cataracte. — Cataractes secondaires.

Pour tout le monde, le mot de CATARACTE résume, souvent à tort, tous les troubles visuels survenant progressivement après cinquante ans.

Et chacun sait que l'opération de la cataracte est le triomphe de la chirurgie oculaire.

Mais vous devez ne prononcer le mot de cataracte qu'à bon escient et, l'ayant prononcé, en parler avec précision, lorsqu'on vous interrogera, ce qui ne manquera pas en clientèle.

Pour parler avec exactitude de la cataracte étudiez-la d'abord anatomiquement.

Voyez la coupe du segment antérieur (*fig.* 14) : en Cr en arrière de l'iris, en avant du vitré, appendu à la région ciliaire par les fibres de la zonule, se trouve la lentille biconvexe, le *cristallin*.

Vu à un fort grossissement, il nous paraît constitué par un contenant et un contenu. Le contenant ou *cap-*

sule du cristallin est une mince membrane anhiste qui existe également sur les deux faces de la lentille : *cristalloïde antérieure, cristalloïde postérieure*. La cristalloïde antérieure seule est doublée sur sa face pro-

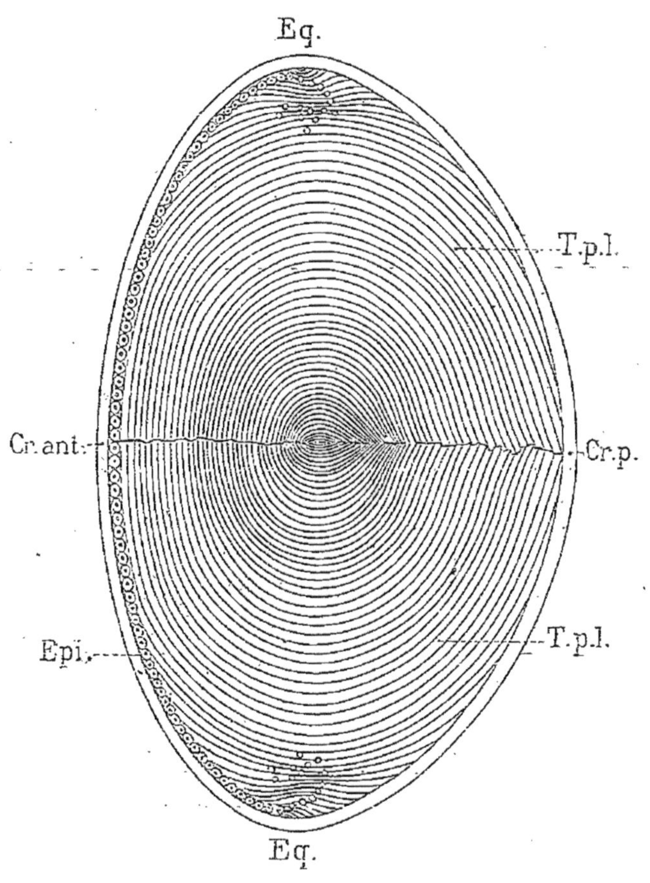

Fig. 81. — Coupe d'un cristallin normal.

Cr. ant. Cristalloïde antérieure. — Cr. p. Cristalloïde postérieure. — Epi. Épithelium générateur. — T.p.l. Tissu propre lamellaire. — Eq. Région équatoriale.

fonde d'une rangée de cellules épithéliales, *épithélium générateur du cristallin* (*fig.* 81).

Le contenu, qui dérive d'ailleurs de l'épithélium,

est constitué par des *fibres* disposées en couches s'imbriquant comme les feuillets d'un oignon. Le centre de ce contenu, plus compact chez le vieillard, est le *noyau du cristallin.*

*
* *

Le cristallin, contenant et contenu, est transparent et même chez le vieillard la sclérose véritable de la lentille ne lui fait pas perdre cette transparence. *La cataracte est la perte pathologique de la transparence cristallinienne.*

Suivant le siège initial de l'opacification, vous entendrez parler de CATARACTES CAPSULAIRES, LENTICULAIRES, NUCLÉAIRES, CAPSULO-LENTICULAIRES. Il y a là des variétés dont l'importance vient surtout des modifications à apporter à la technique opératoire. Mais cela est compliqué et n'est pas du ressort du médecin qui n'a besoin que d'une idée générale.

*
* *

Vous comprenez que l'idéal opératoire serait d'enlever le cristallin en entier, contenant et contenu.

Mais voyez les difficultés et les dangers : La lentille cristallinienne est amarrée à la région ciliaire ; il faudrait rompre ces attaches. C'est difficile, car on n'a pas de prise ; c'est dangereux, car le cristallin peut se luxer et tomber dans le vitré.

En supposant même que cet accident ne se produise

pas, l'on risque tout au moins de perdre du vitré si l'on supprime la cristalloïde postérieure qui contribue à le retenir.

Les oculistes hardis, disons téméraires, qui enlèvent systématiquement le cristallin dans sa capsule, sont l'exception.

Dans la pratique, l'opérateur déchire le plus largement possible la cristalloïde antérieure et fait sortir le contenu opacifié du cristallin.

Vous voyez l'avantage : la zonule et la région ciliaire, très irritables, restent intactes; la cristalloïde postérieure, dont la transparence est la règle, isole du champ opératoire l'humeur vitrée, c'est-à-dire ce qui est fluide et hautement infectable.

On a donc plus de chances d'éviter ainsi les deux gros dangers de l'opération : l'issue du vitré et la panophtalmie.

Mais vous savez que la *maturité de la cataracte* est la condition d'une opération ainsi effectuée. En effet, des masses transparentes non dégénérées s'énucléent mal ; elles adhèrent à la capsule. L'opacification et l'agglomération du contenu cristallinien sont les conditions nécessaires de l'opération de la cataracte ainsi réglée. Autrement dit, *une cataracte doit être mûre pour être bien opérée*.

*
* *

Malgré toutes les précautions, l'opérateur le plus

habile n'évite pas toujours les CATARACTES SECONDAIRES, c'est-à-dire récidivantes.

Parfois, la capsule ne renferme pas de masses organisées, elle est mince mais plissée ou ondulée (membranule), quoique transparente, elle trouble la marche des rayons lumineux comme le ferait un verre cannelé, non dépoli (*fig.* 82).

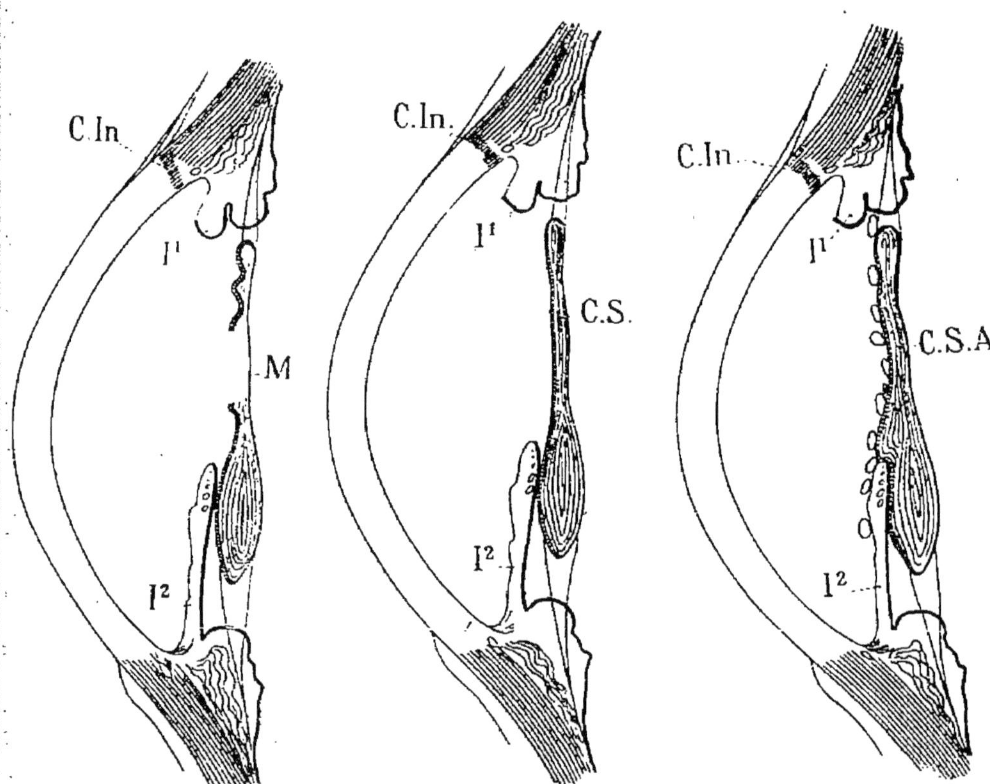

Fig. 82. — Cataracte secondaire plissée-membranule (imité de Fuchs).

C. In. Cicatrice de l'incision. I¹. Racine de l'iris excisé. I². Iris normal. — M. Membranule.

Fig. 83. — Cataracte secondaire épaisse.

C. In. Cicatrice de l'incision. I¹. Racine de l'iris excisé. I². Iris normal. — C.S. Cataracte secondaire.

Fig. 84. — Cataracte secondaire adhérente.

C. In. Cicatrice de l'incision. I¹. Racine de l'iris excisé. I². Iris normal. — C.S.A. Cataracte secondaire adhérente

Plus souvent, sans infection, il y a organisation dans la capsule de quelques masses cristalliniennes, épaississement de la cristalloïde antérieure, et il existe une cataracte secondaire non adhérente à l'iris, mais assez épaisse (*fig.* 83).

Rarement, des masses cristalliniennes restent contenues dans la capsule, s'infectent légèrement et il existe une cataracte secondaire épaisse, adhérente à l'iris (*fig.* 84). C'est heureusement l'exception.

Voilà ce que sont ces cataractes secondaires si désagréables aux opérateurs et aux malades. L'anatomie fait comprendre le mécanisme de leur formation.

XIX

ROLE DU PRATICIEN AVANT, PENDANT ET APRÈS L'OPÉRATION DE LA CATARACTE

Diagnostic des cataractes commençantes : la maturité des cataractes. — Conditions locales et générales d'opérabilité. — L'opération. — Les suites opératoires.

Grâce aux indications théoriques précédentes, vous savez maintenant répondre avec exactitude aux questions du malade.

Agir est plus intéressant, mais agir ce ne sera pas exécuter vous-même une opération fort délicate, ce sera collaborer avec l'oculiste avant, pendant et après l'opération de la cataracte.

*
* *

AVANT L'OPÉRATION, sachez diagnostiquer la CATARACTE SÉNILE.

Quand soupçonnez-vous, d'abord, une *cataracte commençante ?*

N'attachez que peu d'importance aux troubles subjectifs dont se plaignent les malades. Sans doute, si, après cinquante ans, la vue baisse également de loin et de près; si, après avoir porté des verres de presbyte, le malade peut lire sans verres ou avec un verre convexe plus faible (*myopie cristallinienne*) ; si, au grand jour, il se plaint *d'éblouissement ;* si, le soir, les lumières lui paraissent multipliées (diplopie ou polyopie monoculaires), vous soupçonnerez des *opacités cristalliniennes*, c'est-à-dire une cataracte commençante.

Mais ce qui doit tout primer, c'est l'examen objectif.

Ne vous fiez guère au seul *éclairage latéral :* dans ces conditions, les cristallins des vieillards, même transparents, ont parfois des reflets trompeurs.

Faites, au contraire, avec le plus grand soin l'examen de la *lueur pupillaire*.

La figure 19, Pl. III, vous donne une image de ce que vous pouvez voir à l'aide de votre miroir plan. Dans la pupille, artificiellement dilatée par la cocaïne, la teinte jaune rosée uniforme est striée de petites barres radiées qui se dirigent de la périphérie vers le centre. Parfois, il existe une opacité noire centrale ou une opacité périphérique plus dense, comme dans les figures 20 et 21.

L'opacité cristallinienne peut rester longtemps stationnaire.

N'effrayez pas trop vite votre malade en prononçant le mot de cataracte, car, si la marche de l'opacification est lente, on vous reprochera votre pronostic.

Mais en adressant votre client à l'oculiste, parlez alors d'opacités cristalliniennes.

Complétez d'ailleurs cette indication par un examen général de votre malade et surtout par *l'examen des urines* (cataracte diabétique).

L'opération devra parfois être longtemps retardée.

Comment reconnaîtrez-vous par contre une *cataracte mûre?* Il faut que vous sachiez la reconnaître, car il serait vexant d'expédier un malade à l'oculiste en disant : « On va vous opérer », et de le voir revenir avec cette réponse : « Docteur, l'oculiste dit que c'est encore trop tôt ! »

Une cataracte mûre supprime la vision nette : tout au plus votre malade entreverra-t-il les doigts à 30 centimètres ; il voit la lumière, mais ne distingue pas les objets.

Au miroir plan, vous ne voyez plus de lueur pupillaire, l'œil est inéclairable.

A l'éclairage latéral, le champ pupillaire est gris, parfois gris brun (*cataractes noires*), le plus souvent gris cendré.

Mais ce n'est pas tout : une cataracte mûre est un cristallin dont les masses opaques occupent tout l'intérieur de la capsule et sont suffisamment rétractées :

Occupent tout l'intérieur de la capsule ? Cela veut dire qu'elles affleurent le bord de l'iris ; en éclairant latéralement l'iris, vous ne verrez plus *l'ombre projetée* de son bord pupillaire sur le cristallin opaque. Regardez les deux schémas (*fig.* 85-86), ils vous en diront plus qu'une explication.

Sont suffisamment rétractées? Cela veut dire qu'après avoir été gonflé, le cristallin a diminué de volume; la chambre antérieure, qui avait été un peu effacée, a retrouvé sa profondeur. Cela est peut-être un peu plus difficile à constater, mais cherchez tous les signes, l'un au moins vous guidera.

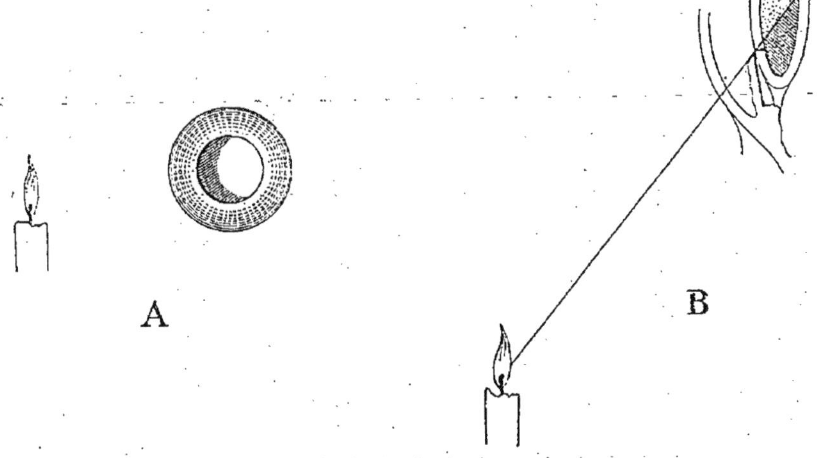

Fig. 85 et 86. — Ombre portée de l'iris sur une cataracte incomplète dont l'opacité n'a pas encore atteint en avant le plan de l'iris (d'après Fuchs).

Et vous savez bien qu'en pathologie rien n'est simple !

Non, vraiment, rien n'est simple ! C'est ainsi que parfois des *hémorragies profuses du corps vitré* avec pupille inéclairable simulent les cataractes noires; quelques grands *décollements de la rétine* ressemblent pour un peu à la cataracte grise. Des erreurs sur ces points seraient à la rigueur pardonnables. Elles sont d'ailleurs évitables si l'on continue l'examen comme nous allons le dire.

C'est une grande règle clinique qu'on ne doit jamais faire un diagnostic sur un signe isolé et sans un examen complet.

Recherchons maintenant si la *cataracte est opérable.*

La cataracte, c'est l'objectif brouillé ; il faut que, derrière, la rétine soit sensible. Le *réflexe lumineux* doit donc être intact ; recherchez-le en évitant les causes d'erreur sur lesquelles nous avons longuement insisté.

Dans une pièce sombre, prenez une bougie, cachez bien l'autre œil et d'un mètre environ, projetez à l'aide du miroir plan, sa lueur pâle sur l'œil cataracté. Si sa macula est saine, il doit percevoir cette lueur pâle.

Rapprochez-vous à 30 centimètres environ, et, sans que le malade déplace l'œil, projetez avec soin une lueur plus intense successivement vers les parties supérieure, inférieure, temporale et nasale du champ visuel. Si les régions périphériques de la rétine sont saines, le malade vous montre du doigt, sans hésitation, la position de votre miroir.

Il a, comme nous disons, des *réflexes lumineux* normaux, une bonne *perception* et une bonne *projection lumineuse.*

Ce sont les conditions essentielles d'opérabilité.

Il y en a d'autres.

D'abord d'ordre local : le malade ne doit avoir ni *conjonctivite*, ni *blépharite*, surtout ni *dacryocystite*, même légères. Avant d'opérer, il faut supprimer toutes les causes locales d'infection.

Dans l'ordre général, le malade ne doit pas avoir *d'albuminurie* ni de *glycosurie* trop abondantes ; il ne doit pas *tousser*.

Le cas échéant, pour remédier à tout cela, collaborez intimement avec l'oculiste, vous allez voir que toutes ces précautions sont d'importance.

*
* *

Pendant l'opération, vous aiderez ou vous serez spectateur.

L'oculiste a mis la veille, sur l'œil à opérer, un pansement d'épreuve pour voir si, sous ce pansement, la conjonctive ne s'enflamme pas en cavité close.

Il l'enlève et, après toilette et cocaïnisation soigneuses de l'œil, il opère.

Aujourd'hui la plupart des oculistes s'accordent à tailler un *lambeau supérieur* au niveau du limbe scléro-cornéen, à pratiquer une *iridectomie* et à faire une large *discision* de la capsule cristallinienne.

— Pourquoi tout cela ?

— *Taille du lambeau* au niveau du limbe ? parce que c'est une région qui, sans avoir la dureté de la sclérotique, renferme des vaisseaux et se cicatrise mieux que la cornée avasculaire.

Iridectomie ? parce que l'extraction est facilitée et surtout parce que l'on a plus de chances d'éviter *l'enclavement de l'iris*, c'est-à-dire le pincement de l'iris entre les lèvres de la cicatrice cornéenne. Ce second temps n'est cependant pas pratiqué par tous les oculistes : certains, pour avoir une moindre déformation, opèrent systématiquement sans iridectomie. Ils sont aujourd'hui peu nombreux. Tous, par exception et chez les myopes à chambre antérieure profonde, sautent parfois ce temps opératoire.

Le troisième temps, *déchirure de la capsule*, est indispensable, comme nous vous l'avons déjà indiqué.

Après la sortie du noyau cataracté, remarquez, pour finir, tout le soin que l'oculiste apporte à nettoyer la pupille des masses molles qui l'encombrent.

Puis, voyez comment il fait le pansement binoculaire sans le serrer sur l'œil. Binoculaire, car les mouvements des deux yeux sont solidaires ; sans le serrer, car une pression, outre que très désagréable au patient, risquerait de faire bailler la cicatrice et d'amener la hernie de l'iris et du vitré.

Nous vous disons tout cela, car il se pourrait qu'après l'opération, vous eussiez vous-même à rattacher le pansement d'un malade indocile.

*
* *

Après l'opération : *repos*, *silence*, *demi-obscurité*, voilà ce que vous devez obtenir du malade et de l'entourage.

En principe, l'opéré doit rester couché pendant quatre jours à moins que son grand âge, l'état de ses reins ou de son poumon ne s'y opposent. Il ne doit faire de lui-même aucun mouvement et il faut que la garde le fasse manger, ou plutôt boire, des *aliments liquides* ou *demi-solides*.

— Mais combien de temps, Docteur, l'oculiste va-t-il me laisser comme cela? vous demandera-t-on.

— Ne parlez pas trop !... Quatre jours !

Et pendant ces quatre jours, en effet, on ne touchera pas au pansement binoculaire, à moins d'indications spéciales.

— Quelles indications ?

— Vives douleurs locales, après vingt-quatre heures.

En effet, aussitôt après l'opération, le malade éprouve dans l'œil et la région orbitaire de petits élancements douloureux qui augmentent pendant les trois ou quatre premières heures, puis diminuent, pour disparaître à peu près complètement vingt-quatre heures après l'opération.

Si, dans la seconde journée, ou le troisième ou quatrième jour, les douleurs reprennent avec force et continuité, soupçonnez l'*infection*. C'est une indication de lever le pansement, avertissez l'opérateur.

Vous verrez parfois des clients qui ne supportent pas d'avoir l'œil bandé et éprouvent un véritable délire dans l'obscurité. Chez ceux-là on remplace le pansement binoculaire par une paire de lunettes et un léger pansement de l'œil opéré. C'est exceptionnel, mais il faut connaître cette exception.

Dans la règle, le quatrième jour, premier pansement par l'opérateur.

Le plus souvent, vous aurez la satisfaction d'apprendre

de sa bouche que la plaie est cicatrisée, que la chambre antérieure est reformée, que votre malade peut n'avoir qu'un œil bandé et se lever dans un fauteuil.

Si sa délivrance était retardée de vingt-quatre ou quarante-huit heures, il ne faudrait pas vous en alarmer, car les *retards de cicatrisation* ne comportent pas, en général, un mauvais pronostic.

Voilà donc évités les grands accidents d'infection.

Trop souvent, malheureusement, il y aura par la suite de petits ennuis, mais nous vous en parlerons à propos des *cataractes secondaires*.

XX

ENCORE LES CATARACTES

Les lunettes de l'opéré. — Cataractes secondaires : extraction, discision, iridocapsulotomie. — Cataractes traumatiques : aspiration des masses molles, opérations sur la capsule. — Cataractes congénitales stationnaires, progressives : opérations.

Tout a bien marché.

Mais n'oubliez pas que votre malade n'y verra pas nettement sans lunettes. Et pas seulement les lunettes noires qui le protègent au début contre l'éblouissement, mais des *verres convexes* dont l'effet dioptrique remplace celui de la lentille cristallinienne.

Or, comme le cristallin servait à voir à toutes les distances, l'opéré aura deux verres, l'un pour la vision éloignée et l'autre, plus convexe, pour remplacer le cristallin accommodé à la vision rapprochée.

Tout a encore bien marché, et pourtant, après quelque temps, la vue de l'opéré baisse.

Renvoyez-le à l'opérateur. Vous apprendrez parfois que la mince membrane cristalloïdienne s'est gaufrée, plissée, comme nous vous l'avons montré (*fig.* 82).

Il faudra que l'oculiste incise ou mieux arrache cette membranule. C'est très délicat!

*
* *

— Mais qu'arrive-t-il donc quand tout n'a pas bien marché ?

— S'il y a une membranule épaisse, il faut une retouche plus précoce, *discision* de notre capsule de la figure 83.

Enfin, s'il y a eu infection grave, il faudra fendre d'un coup de ciseaux le gâteau inflammatoire formé par l'iris et les débris du cristallin (*fig.* 84). C'est l'*irido-capsulotomie à la pince-ciseaux de de Wecker*, célèbre oculiste, bon instrument : il est légitime que vous connaissiez l'un et l'autre !

Tranquillisez-vous, d'ailleurs, toutes ces retouches, faites aseptiquement, donneront finalement au malade ce qu'il demande : y bien voir.

Et, sans doute, il y voit bien, mais autrement qu'avant d'avoir la cataracte. Le verre convexe n'a pas la souplesse de la lentille vivante; placé en avant du globe, il ne suit pas ses mouvements latéraux. La vision manque d'élasticité, de profondeur et de champ.

Mais, l'habitude aidant, votre opéré, averti, finira par être satisfait.

Aidez-le à prendre patience !

*
* *

Nous n'avons pas dit encore tout l'indispensable à propos des cataractes.

Abandonnez à la surveillance des oculistes les CATARACTES TRAUMATIQUES.

Elles résultent d'une blessure du cristallin ; elles sont molles.

Parfois l'oculiste les *aspire ;* parfois il attend la *résorption* du contenu cristallinien.

Mais les cristalloïdes subsistent et, finalement, il faut presque toujours une des opérations de cataracte secondaire.

Nous en reparlerons à propos des blessures de l'œil.

* * *

Les CATARACTES CONGÉNITALES (c. *zonulaires* des enfants rachitiques ; c. *polaires*) sont le plus souvent partielles et stationnaires, on peut éviter de les opérer.

Si elles progressent et que le fond de l'œil soit bon, il faut intervenir.

L'oculiste fait une discision, c'est-à-dire qu'il déchire la cristalloïde. Il en résulte une véritable cataracte traumatique artificielle ; on la traite comme telle par l'aspiration des masses, par l'incision ou l'extraction de la cataracte secondaire.

Voilà donc des soins de plus en plus difficiles à donner.

XXI

SYNDROMES PUPILLAIRES

Myosis. — Mydriase. — Inégalité pupillaire. — Abolition du réflexe lumineux. — Signe d'Argyll Robertson et syphilis. — Perte du réflexe lumineux direct avec conservation du réflexe consensuel. — Paralysie de la pupille. — Hémianopsie et réaction hémiopique. — Cécité et conservation des réflexes. — Conclusion.

L'étude des dimensions des pupilles et l'étude des réflexes pupillaires conduisent à reconnaître différents syndromes dont il faut interpréter la signification clinique.

*
* *

Voici une pupille en *myosis*, c'est-à-dire une pupille qui n'a pas 2 millimètres de diamètre.

En principe, le myosis peut reconnaître deux mécanismes : ou il s'agit d'un *spasme* du sphincter irien par excitation du moteur oculaire commun, ou il s'agit d'une *paralysie* des fibres sympathiques dilatatrices de la pupille.

Mais quelle est sa signification clinique?

Vous savez que, d'une façon générale, les vieillards ont une pupille plus étroite que les jeunes gens ou les adultes. N'attachez au *myosis du vieillard*, dont la pupille se dilate dans l'ombre, aucune signification pathologique.

Chez un adulte ou un enfant, au contraire, le myosis frappe davantage.

Vous rencontrerez trois catégories de malades : les uns ont manifestement une affection oculaire ; les autres sont de grands malades atteints d'une affection générale aiguë ; d'autres enfin sont des malades chroniques.

Un malade souffre de l'œil et a une pupille petite. Informez-vous d'abord s'il n'a pas instillé un myotique (pilocarpine, ésérine). Si non, il peut avoir un corps étranger de la cornée ou une kératite qui déterminent un spasme irritatif du sphincter pupillaire, une iritis qui soude cette pupille en plus du spasme.

L'examen du segment antérieur, et, au besoin, l'instillation d'une goutte de cocaïne ou d'atropine permettent de séparer ces divers cas.

Chez un *malade atteint d'une affection générale aiguë* si vous pouvez éliminer la *syphilis*, le myosis peut vous fournir des indications adjuvantes pour établir un diagnostic.

Vous trouverez le myosis à la phase d'excitation d'une *méningite aiguë ;* vous l'observerez dans les paralysies du sympathique et dans certaines parésies sympathiques qui coïncident avec des affections du cou ou du thorax : angine phlegmoneuse, maladies pleuro-pulmonaires, tumeurs du médiastin.

Chez un individu, sans commémoratifs pathologiques, tombé brusquement dans le coma, le myosis bilatéral doit faire rechercher l'*intoxication* par l'opium, le chloral ou le chloroforme.

Avec un examen des urines positif et des antécédents de néphrite, le myosis permet de reconnaître une crise d'urémie.

C'est chez *les malades chroniques* que le myosis présente le plus d'intérêt. Associé à la perte du réflexe lumineux, il acquiert une grande valeur comme stigmate de *syphilis* ou de *parasyphilis*. Cherchez-le dans la syphilis cérébro-spinale, dans la paralysie générale, dans le tabès.

Son existence possible chez un amaurotique (qui devrait avoir la pupille dilatée) permet un diagnostic rétrospectif sur la cause d'une atrophie optique tabétique.

*
* *

La mydriase est le résultat d'une *paralysie* ou d'une parésie du sphincter de l'iris, plus rarement d'une *excitation* des fibres sympathiques dilatatrices de l'iris.

C'est la combinaison de la mydriase à d'autres signes qui permet de préciser sa signification clinique.

Lorsque vous constatez chez un malade une dilatation de la pupille, vérifiez si elle est unilatérale ou bilatérale, étudiez les réflexes lumineux direct et consensuel, cherchez la motilité des globes, la vision de l'œil de loin et la vision de près pour la lecture, à travers un trou sténopéique.

Vous observerez la mydriase chez trois catégories de malades : les uns ont une affection oculaire; les autres un traumatisme cranio-orbitaire; d'autres enfin une maladie générale.

Chez des malades atteints d'une affection des yeux, la mydriase peut se rencontrer avec une vision relativement bonne, avec une vision diminuée, avec la cécité.

Malgré la mydriase, la vision reste assez bonne au loin, le patient peut lire à travers le trou sténopéique, informez-vous si aucune goutte n'a été instillée dans l'œil : le collyre à l'atropine produit une mydriase large qui persiste plusieurs jours; il paralyse l'accommodation et empêche la lecture chez les emmétropes et les hypermétropes qui ne peuvent voir les fins caractères qu'à l'aide du verre convexe ou du trou sténopéique.

Le collyre à la cocaïne produit une mydriase moyenne et un trouble passager.

Ces *mydriases médicamenteuses* effraient souvent fort les malades et peuvent prêter à confusion.

Une mydriase moyenne avec baisse récente de la

vision, douleurs et rougeur de l'œil doit faire chercher le tonus du globe et penser au glaucome.

La mydriase avec vision nulle est produite par une lésion grave de la rétine ou de la choroïde, par l'atrophie du nerf optique. Les commémoratifs et l'examen ophtalmoscopique sont nécessaires pour préciser davantage.

Chez un blessé, la mydriase peut être déterminée par une contusion de l'œil ; chez une personne ayant fait une chute ou reçu un coup sur la tête, elle indique soit une lésion du nerf optique, soit une atteinte du moteur oculaire commun dans son long trajet crânio-orbitaire. L'étude des réflexes permet, comme nous allons le voir, de préciser.

Chez les malades, surtout, la mydriase prend une signification importante.

Elle peut être le *signe initial* chez une personne en bonne santé apparente.

Il faut avant tout chercher les commémoratifs et les signes de la syphilis, qui occasionne si souvent l'*ophtalmoplégie interne*, c'est-à-dire la paralysie combinée de la pupille et de l'accommodation. La pupille est dilatée et le malade ne peut pas lire les fins caractères (à moins qu'il ne soit myope). Ce syndrome est souvent révélateur de la syphilis.

Il peut se combiner à divers types d'*ophtalmoplégie externe* ou n'être qu'une partie du tableau de l'*ophtalmoplégie totale*.

On l'observe donc dans les localisations les plus variées, nucléaires, méningées ou orbitaires.

La mydriase doit encore faire chercher les signes du tabès ou de la paralysie générale.

En dehors de la syphilis, la mydriase peut marquer le début d'une lésion des noyaux bulbaires, polioencéphalite.

Chez des malades en traitement, la mydriase peut faire faire ou confirmer un diagnostic. Elle peut apparaître au déclin d'une diphtérie. Elle marque le début de la phase paralytique d'une méningite tuberculeuse ou d'une méningite aiguë. Elle confirme un diagnostic d'apoplexie méningée. Elle se produit dans les cas d'inflammation ou de tumeur de l'orbite.

Enfin, dans les *intoxications*, la mydriase bilatérale a une certaine valeur ; elle s'observe dans le botulisme, dans la phase ultime de l'intoxication par le chloroforme.

En somme, tout ce qui intéresse le moteur oculaire commun dans ses origines où son trajet est susceptible de produire la mydriase.

Cherchez avec soin la cause organique et surtout ne vous contentez pas du mot de *mydriase hystérique* qui n'est, sans doute, qu'un mot et une erreur d'interprétation.

*
* *

Pour observer les pupilles, placez-vous dans de bonnes

conditions d'éclairage moyen et vous ne serez pas trompé par la légère inégalité qui a été, à tort, qualifiée de physiologique.

Si un malade examiné dans de bonnes conditions présente de l'INÉGALITÉ PUPILLAIRE nette, il faut chercher chez lui les prodromes de la *paralysie générale*, puis les signes du *tabès* et d'une façon plus générale, la *syphilis*.

Si le syndrome pupillaire coïncide avec une *hémorragie cérébrale*, une *tumeur cérébrale*, même un *anévrisme de l'aorte*, c'est un motif de soupçonner l'origine syphilitique de ces accidents.

Il y a cependant des inégalités pupillaires congénitales, mais dans ce cas les réflexes sont normaux.

D'une façon générale, d'ailleurs, les troubles de la réflectivité ne peuvent pas être séparés de l'étude des dimensions de la pupille.

*
* *

Il est des malades dont les pupilles sont petites ou ont des dimensions sensiblement normales et qui présentent ou une abolition ou une grande paresse du RÉFLEXE LUMINEUX DIRECT. Cela doit conduire immédiatement à poser cette question : « Y voyez-vous de cet œil? »

Si la vision est nulle, il s'agit d'une lésion du fond d'œil ou du nerf optique.

Si la vision est bonne, il est très probable qu'il

s'agit de syphilis nerveuse. Cherchez alors le réflexe pupillaire à la convergence, vous verrez la pupille se contracter.

Cette *perte du réflexe lumineux avec conservation du réflexe à la convergence*, c'est le syndrome universellement connu sous le nom de *signe d'Argyll Robertson*.

Quand vous le constatez, cherchez d'abord les autres signes du tabès, puis les prodromes de la paralysie générale, puis d'autres localisations cérébro-médullaires de la syphilis.

Pratiquement, l'on peut dire que l'Argyll Robertson veut dire syphilis nerveuse et, en clinique, il n'y a guère à tenir compte des rares exceptions qui ont été signalées. Quoique la cause anatomique en soit encore ignorée, on s'entend bien sur sa signification.

N'allez pas pourtant conclure, absolument, à un tabès ou à une paralysie générale imminente. Vous auriez souvent raison ; cependant l'Argyll peut rester pendant très longtemps isolé, manifestation unique d'une syphilis nerveuse stationnaire.

* * *

En étudiant le RÉFLEXE CONSENSUEL, vous pourrez constater le syndrome suivant : perte du réflexe lumineux direct, conservation du réflexe consensuel : Vous projetez de la lumière sur un œil, sa pupille reste immobile ; vous projetez votre lumière sur l'œil du côté opposé, les deux pupilles se contractent.

Dans les troubles visuels à début brusque comme

l'*embolie de l'artère centrale de la rétine*, la *fracture du canal optique*, ce syndrome offre un grand intérêt. D'une façon générale, il indique une lésion du fond de l'œil ou du nerf optique, avec intégrité de l'appareil moteur de la pupille.

En effet, si vous vous rappelez le schéma de l'arc réflexe (*fig.* 24), vous concevez le trouble produit. L'excitation lumineuse n'a pas été reçue ou n'a pas été transmise directement, donc la rétine réceptrice, ou le nerf optique transmetteur, sont malades.

Mais l'excitation de l'œil congénère a été transmise aux deux pupilles et c'est ainsi que la contraction de la pupille, naguère immobile, prouve l'intégrité de la voie motrice.

Ce syndrome doit toujours être cherché quand vous étudiez une cécité unilatérale, en particulier dans les cécités à début brusque.

*
* *

Voici un malade dont la pupille est dilatée : éclairez l'œil directement, aucune contraction ; éclairez l'œil congénère, rien encore ; faites fixer votre doigt tenu à 20 centimètres du patient, même immobilité.

Cela indique une *paralysie motrice de la pupille ;* elle coïncide le plus souvent avec la *paralysie de l'accommodation :* le malade, s'il n'est pas myope, ne peut lire de fins caractères.

Cette paralysie pupillaire peut être bilatérale ou unilatérale et dans ce dernier cas, voici ce que vous constatez : Éclairez un œil, le droit par exemple, sa pupille reste dilatée; éclairez l'œil gauche, la pupille droite reste encore immobile, mais par contre quand vous excitez l'œil droit, la pupille gauche se contracte.

Cela veut dire qu'il y a une paralysie de la pupille droite et intégrité tout à la fois des voies sensorielles et de la voie pupillo-motrice gauche.

Ces paralysies motrices peuvent d'ailleurs être tout aussi bien de cause médicamenteuse que de cause traumatique ou pathologique.

*
* *

Chez vos clients *hémianopsiques*, si vous êtes curieux de neurologie, vous chercherez aussi la *réaction pupillaire hémiopique* dite de *Wernicke* (Voir *Hémianopsies*).

Si un faisceau lumineux tombant sur la moitié insensible de la rétine ne détermine aucune contraction pupillaire, la lésion siège dans la bandelette optique.

Si, au contraire, la réaction pupillaire est normale, la lésion est corticale ou sous-corticale.

Mais cela est d'une observation bien délicate, car il est malaisé d'exciter isolément une moitié de rétine.

*
* *

Enfin, chez des malades qui disent ne rien voir, les pupilles se contractent à l'excitation lumineuse. N'allez pas parler trop vite de simulation ou d'hystérie, il peut s'agir de *cécité corticale vraie*.

En effet, l'intégrité des voies optiques antérieures suffit à assurer les mouvements réflexes et il peut y avoir une lésion des deux lobes occipitaux.

*
* *

Nos notions sur les pupilles normales ou pathologiques sont encore bien incomplètes.

Il nous manque d'abord un certain nombre de données anatomiques, en particulier à propos du dilatateur irien et du signe d'Argyll.

La clinique a permis cependant de dégager d'utiles indications dont la plus générale est, assurément, l'origine syphilitique d'un grand nombre de troubles pupillaires.

Aussi est-il bon de ne jamais négliger d'examiner les pupilles de tous les malades.

XXII

CHUTES DE LA VISION

Troubles visuels sans lésion extérieure de l'œil.— Examen méthodique.— Baisse de la vision centrale, scotome central.— Altérations du champ visuel.— Baisse totale de la vision.

Quand le segment antérieur de l'œil est le siège d'une kératite, d'une iritis ou d'une cataracte, quand il y a une crise de glaucome, vous n'êtes pas étonné de la baisse de l'acuité visuelle. Comme vous savez pratiquer l'examen du segment antérieur et rechercher la tension, vous rattachez aisément le trouble de la vue à sa cause.

Mais la baisse de la vision d'un œil qui a conservé son aspect extérieur normal, embarrasse souvent le médecin en même temps qu'elle effraie fort le malade.

Il est évidemment indiqué de faire pratiquer l'ophtalmoscopie. Toutefois, avant cela, il n'est pas inutile de rechercher immédiatement quelques données sur la nature et l'étendue de la baisse visuelle et sur sa cause probable.

Le malade indique d'une façon vague et analyse mal ses sensations; faites-les lui préciser.

Deux questions préliminaires se posent :

S'agit-il vraiment d'une baisse visuelle?

Sur quel œil porte-t-elle?

Certains malades se plaignent de voir trouble. Faites-leur fermer l'un des yeux indifféremment ; ils voient bien de chaque œil séparément. La gêne n'existe que lorsque les deux yeux sont ouverts. Ce sont des gens qui croient voir trouble, alors qu'ils voient double. Ceux-là ne nous intéresseront pas aujourd'hui (Voir diplopie).

Ne manquez jamais ensuite de couvrir alternativement les deux yeux du patient et appliquez à chacun des yeux les méthodes d'examen que vous savez.

Recherchez d'abord les *réflexes lumineux* en évitant ces causes d'erreur sur lesquelles nous avons longuement insisté.

S'il existe véritablement une lésion du fond de l'œil, le réflexe lumineux direct est paresseux, tandis que le consensuel reste normal. Exception faite pour les affections bilatérales des fonds d'yeux.

Examinez ensuite *l'acuité visuelle* à travers le trou sténopéique.

La lecture, même à travers ce *trou sténopéique*, est difficile ou impossible pour les petits caractères.

Délimitez enfin, approximativement, le *champ visuel*. Vous le trouverez parfois rétréci ou incomplet.

De tels examens vous conduiront à séparer trois catégories de malades :

Les uns ont une baisse de la *vision centrale* avec intégrité relative de la vision périphérique.

Les autres ont une altération périphérique du *champ visuel.*

D'autres enfin ont, tout ensemble, une baisse d'acuité et une altération du champ visuel.

*
* *

Voici un malade qui ne peut plus lire : il a ce que l'on appelle un *scotome central*, c'est-à-dire une lacune dans la partie médiane du champ visuel. Cela correspond à une lésion du point de fixation (*macula*) ou du faisceau optique qui en émane (*faisceau maculaire*). Pouvez-vous pressentir la nature de cette lésion? Oui, jusqu'à un certain point par les commémoratifs.

Demandez : *Le trouble est-il apparu brusquement ou, au contraire, a-t-il été progressif ?*

Un trouble brusque peut être dû à une *hémorragie* dans la région *maculaire*.

Le scotome central est-il apparu plus lentement à la suite de métamorphopsies, c'est-à-dire de déformation des images? Songez à une *chorio-rétinite maculaire*, c'est-à-dire à une lésion inflammatoire. Un interrogatoire rapide vous fera trouver, dans ces cas, trois variétés de malades: les uns sont des myopes, souvent porteurs de mauvais verres et qui y voient mal depuis longtemps ; d'autres sont des syphilitiques à lésions héréditaires ou acquises ; les derniers ne présentent pas de maladie générale bien caractérisée.

Enfin le scotome central s'est installé très lentement

et n'est d'abord que *relatif*, c'est-à-dire que le malade distingue mal les couleurs ; il confond les pièces d'or et d'argent ; il est ébloui au grand soleil ; il ne lit plus que les gros caractères ; il a une *amblyopie toxique*, due à l'action des poisons (alcool, tabac, plus rarement sulfure de carbone) sur le faisceau maculaire optique.

Si vous vous rappelez toutes ces notions étiologiques, vous tirerez de l'examen général du malade des renseignements utiles à l'oculiste.

Ne négligez jamais de lui indiquer suivant le cas les résultats de l'auscultation du cœur, de la mesure de la pression artérielle, de l'examen des urines, de la recherche des stigmates syphilitiques ou alcooliques.

L'examen ophtalmoscopique vous apportera un diagnostic définitif et un pronostic visuel, mais en clinicien vous n'aurez pas séparé la lésion locale de l'état général.

*
* *

Dans d'autres cas, L'ALTÉRATION DU CHAMP VISUEL périphérique l'emporte sur le trouble de la vision centrale, laquelle peut être diminuée, mais n'est pas abolie ou profondément modifiée. Ici les faits se classent en diverses catégories :

Un malade présente nettement un *rétrécissement de son champ visuel* qui porte sur toute la *périphérie* mais *irrégulièrement*, s'avançant par places vers le point de fixation. S'il a de plus une mauvaise vision des couleurs, songez à la possibilité d'une *atrophie optique.* Et si vous vous rappelez que les atrophies sont de deux sortes : les unes consécutives à des névrites, les autres d'origine tabétique, vous ferez une enquête dans ce sens.

Vous ne confondez pas ces cas avec le *rétrécissement concentrique* que l'on crée artificiellement chez des *hystériques*, par des examens maladroits.

D'autres catégories de rétrécissements sont plus nettement limités à une *partie du champ visuel.*

Siègent-ils à la partie *supérieure*, surtout chez des myopes ? pensez au *décollement de la rétine* qui est produit par l'épanchement liquide sous-rétinien entraîné à la partie la plus déclive de l'œil. Vous concevez que dans ce cas, le malade ne voit pas en haut, puisque c'est le bas de notre œil qui voit le plafond et le haut qui voit le plancher.

D'ailleurs le décollement des non myopes, qui relève parfois d'une tumeur, peut présenter un siège *variable.*

Un rétrécissement occupant le *côté nasal*, avec bonne vision des couleurs, éveille l'idée de *glaucome chronique.*

Une perte d'une même moitié droite ou gauche du champ visuel de chaque œil est le syndrome d'*hémianopsie latérale homonyme* que vous savez rattacher à une lésion du lobe occipital du cerveau ou à une lésion des bandelettes optiques.

Enfin, des lacunes disséminées irrégulièrement dans le champ visuel (*scotomes latéraux*), peuvent relever des altérations les plus variables de la plaque sensible, en particulier des *chorio-rétinites*.

Dans tous ces cas, l'examen ophtalmoscopique est indispensable, mais vous aurez une grande satisfaction à en préciser vous-même les indications par l'étude des troubles fonctionnels.

Il y a enfin des troubles qui portent sur le fond d'œil tout entier, ALTÉRANT A LA FOIS LA VISION CENTRALE ET LA VISION PÉRIPHÉRIQUE. Un aveuglement soudain et complet fait penser à ce que l'on appelle *l'embolie de l'artère centrale de la rétine* et qui est plus souvent une ischémie rétinienne brusque par artérite et thrombose. Les thromboses de la veine centrale, les grandes hémorragies intra-oculaires ont aussi un début rapide.

Les névrites optiques, les décollements complets de la rétine sont plus insidieux. Toujours une analyse des troubles fonctionnels est insuffisante et l'ophtalmoscope seul permet quelque précision.

Certains malades, femmes en couches, convalescents de scarlatine, brightiques, ont une baisse visuelle rapide qui peut aboutir à la cécité. Leurs pupilles, d'abord en myosis, se dilatent ensuite, mais conservent une certaine réflectivité. Un oculiste ne constaterait aucune lésion des fonds d'yeux. Il s'agit d'une *cécité corticale*. La céphalée, les vomissements, l'apparition de l'éclampsie ou du coma, l'examen des urines font faire le diagnostic d'AMAUROSE URÉMIQUE. Le pronostic visuel est favorable si le malade peut guérir de sa crise d'urémie.

XXIII

SIGNIFICATION DES SYNDROMES OPHTALMOSCOPIQUES

Ce que l'on voit à l'ophtalmoscope. — Syndromes ophtalmoscopiques révélateurs. — Confirmation d'un diagnostic par l'ophtalmoscope. — Ophtalmoscopie et maladies générales.

On a dit plaisamment que jusqu'en 1851 les maladies du fond de l'œil étaient des affections dans lesquelles malade et médecin ne voyaient rien.

Lorsque Helmholtz eut inventé l'ophtalmoscope, on vit pour ainsi dire vivre des tissus profonds (rétine, papille optique, choroïde) dont on connaissait les rapports intimes avec le cerveau.

Cette *cérébroscopie*, comme disait Bouchut, fit concevoir de grandes espérances. On crut possible d'y lire le diagnostic non seulement de toutes les maladies oculaires, mais encore de toutes les maladies nerveuses et aussi de quelques maladies générales à retentissement visuel.

Ces espérances ne se sont réalisées qu'en partie. En effet, beaucoup d'affections épargnent l'œil. De plus, lorsque les tissus délicats de la rétine, de la choroïde ou de la papille optique réagissent à quelque infection ou à quelque intoxication, ils le font d'une manière particulière et toujours identique.

Ici, plus qu'ailleurs, une réaction anatomique n'est pas caractéristique d'une étiologie.

Ce qu'il importe de connaître, c'est la cause des maladies, et l'ophtalmoscope ne nous montre trop souvent que des lésions complexes très semblables les unes aux autres (hémorragies, infiltrations fibrino-leucocytaires, bouleversements pigmentaires, plaques d'atrophie chorio-rétinienne, congestion ou sclérose de la papille optique).

Il n'en reste pas moins que *l'ophtalmoscopie peut être une révélation ou une confirmation de maladie générale.*

C'est assez rarement une révélation. Toutefois la *stase papillaire*, la *rétinite albuminurique* ou *diabétique* reconnues par un oculiste peuvent faire découvrir une maladie générale méconnue jusque-là.

Plus habituellement, l'ophtalmoscopie prend la valeur d'une confirmation. Par exemple, on voit dans le fond d'œil les traces d'une *chorio-rétinite* ou d'une *névrite* qui sont une signature de la syphilis.

Voilà pour la valeur diagnostique générale de l'ophtalmoscopie.

L'expérience a, d'autre part, prouvé que certaines lésions comportent un *pronostic d'ordre général.* Ainsi, le syndrome de la rétinite d'origine néphrétique est un arrêt de mort relativement prochaine, exception faite pour les éclamptiques.

*
* *

Il est des cas où la *lésion locale* prend le pas sur l'état général et reste la maladie dominante.

Sans parler des tumeurs du fond de l'œil, certaines névrites et certaines chorio-rétinites sont, en apparence du moins, compatibles avec une santé générale parfaite.

Si ces derniers faits relèvent plus particulièrement de la spécialité, les syndromes ophtalmoscopiques révélateurs des maladies générales méritent davantage de retenir votre attention.

XXIV

NERF OPTIQUE ET MALADIES GÉNÉRALES

Le cordon nerveux improprement appelé nerf optique et la papille optique. — Indications fournies par son examen. — Stase papillaire et tumeurs cérébrales. — Névrites optiques et atrophies post-névritiques ; leurs causes. — Atrophies simples tabétiques. — Lésions dites retro-bulbaires.

Vous savez que le nerf optique n'est pas un nerf à proprement parler. C'est un cordon nerveux analogue aux faisceaux blancs de la moelle et qui, dans la théorie des neurones, est considéré comme l'ensemble des prolongements cylindraxiles centripètes des cellules ganglionnaires de la rétine. Tout au moins, il y a une étroite connexion entre les cellules ganglionnaires et les fibres optiques. Rétine et nerf optique sont donc en continuité ou du moins en intime contiguité.

Le faisceau nerveux est, dans l'orbite, entouré de gaines en tout comparables aux méninges dont elles ne sont qu'un prolongement.

Il est en rapports intimes avec l'artère et la veine centrales de la rétine qui doivent être rattachées aux vaisseaux de l'encéphale.

C'est donc vraiment une partie du système nerveux

central qui apparaît dans le fond de l'œil. Mais, de ce faisceau blanc, l'on ne voit, sur le vivant, qu'une faible partie, la *papille optique*. A cet endroit, où les fibres optiques quittent la rétine et sortent de l'œil, elles s'enveloppent de myéline.

Comme les fibres optiques ont la rétine pour origine, elles ne seront pas malades isolément, et il serait plus exact de parler de *neurorétinites* que de névrites optiques.

D'autre part, puisque la papille optique est le faisceau nerveux central vu en coupe, on pourra d'après les modifications de son aspect avoir des indications sur la vitalité du cordon nerveux et indirectement conclure à des lésions plus profondes.

Enfin, quoique la papille bénéficie déjà de la circulation rétinienne, l'aspect de ses vaisseaux est, jusqu'à un certain point, révélateur de la circulation cérébrale et méningée.

. . . .

L'état du nerf optique et de ses vaisseaux fournit des indications cliniques, d'ordre local ou d'ordre général.

D'ordre local, car certaines altérations du nerf optique sont secondaires à des affections du globe de l'œil, de l'orbite, des sinus et du crâne. Le rhinologiste et le chirurgien ont donc besoin de l'examen ophtalmoscopique. Nous reparlerons de ces faits à propos des fractures du crâne et de la pathologie de l'orbite.

Tenons-nous-en, pour le moment, aux renseignements d'ordre général fournis par les maladies du nerf optique qui sont rarement primitives et qui ont surtout une valeur symptomatique de l'état du cerveau et du système nerveux.

L'examen ophtalmoscopique donne : tantôt un renseignement pathognomonique (*stase papillaire*), tantôt un renseignement d'une interprétation parfois difficile en raison de l'étiologie complexe (*névrites aiguës* et *atrophies post-névritiques*), tantôt un renseignement d'une interprétation simple en raison d'un état nerveux préalablement connu (*atrophie tabétique*).

*
* *

Il y a donc un cas où, sur la papille, l'oculiste lit d'emblée ce qui se passe dans l'encéphale.

Il n'est pas très rare qu'un médecin lui envoie une personne, dont il n'est d'ailleurs pas autrement inquiet, en lui disant : « Ce malade se plaint de brouillards devant l'œil ; il a des obnubilations intermittentes qui ne durent qu'un instant. Il a mal à la tête et vomit même quelquefois.

« C'est, je crois, un nerveux. Il doit avoir un vice de réfraction. Est-ce que des verres ne le soulageraient pas ? »

Et le médecin n'est pas peu surpris de cette réponse : « Votre malade a une tumeur cérébrale. »

C'est le triomphe de l'ophtalmoscope !

En effet, cette personne qui y voit clair, dont les signes généraux d'hypertension encéphalique ne sont pas encore très marqués, qui n'a aucun signe de localisation, ni convulsions, ni paralysie, peut déjà avoir dans le fond de l'œil une PAPILLE DE STASE : c'est-à-dire une saillie œdémateuse de la papille avec congestion veineuse.

Visible sur les deux papilles, elle indique une *hypertension du liquide céphalo-rachidien* et est révélatrice d'une tumeur de l'encéphale, que cette tumeur soit véritablement un néoplasme ou qu'elle soit un tubercule, une gomme syphilitique ou même un abcès.

Ce trouble mécanique fait généralement défaut dans les méningites qui donnent des névrites optiques, lésions inflammatoires.

Unilatérale, la stase papillaire a une signification moindre, car elle peut résulter d'uue *compression du nerf optique* dans le trajet orbitaire.

C'est donc dire que chez tout malade soupçonné de tumeur cérébrale l'ophtalmoscopie est indispensable.

L'examen du fond de l'œil doit précéder la ponction lombaire.

N'allez pas vous abstenir de l'ophtalmoscopie parce que votre malade y voit clair ! L'erreur serait de croire qu'en pareil cas doive exister une baisse permanente de l'acuité visuelle. Il n'en est rien. A part les courtes obnubilations intermittentes, le malade porteur d'une stase papillaire peut y voir bien. Ce n'est que plus tard que la stase papillaire aboutit à l'atrophie optique et à la cécité.

Au début, l'ophtalmoscopie est révélatrice. Plus tard

encore, si l'on pense à intervenir par des ponctions lombaires répétées, si l'on veut suivre les résultats d'une craniectomie, on pourra faire lire sur la papille la cote de la tension intra-crânienne.

*
* *

Si l'oculiste consulté fait le diagnostic de NÉVRITE OPTIQUE AIGUE OU D'ATROPHIE POST-NÉVRITIQUE, il faut que vous trouviez avec lui la cause de cette névrite actuelle ou ancienne.

Ophtalmoscopiquement, rien n'indique cette cause, car l'hypérémie de la papille, le trouble flou de ses bords sont des phénomènes généraux d'inflammation que l'on retrouve dans toutes les maladies aiguës du nerf optique.

De même la sclérose cicatricielle consécutive à la névrite (atrophie blanche), est un stade terminal de toutes les inflammations, quelle qu'en soit la cause.

C'est donc *l'examen général* qui peut en préciser l'étiologie.

Une première catégorie de cas aura trait à des malades en apparence bien portants ou tout au moins ayant une maladie qu'ils portent debout. Cherchez avant tout, chez eux, les signes de la *syphilis récente ou ancienne*. Cette maladie, qui est la grande pourvoyeuse du cabinet de l'oculiste, peut donner une neuro-rétinite aiguë qu'il faut soigner vite, car elle bénéficie d'un traitement intensif.

Ces malades, pourtant, ne sont pas tous des syphilitiques. Des *infections microbiennes* ou *toxi-microbiennes* peuvent léser le nerf optique, surtout chez des malades à insuffisance rénale ou hépatique (albuminurie, diabète, trouble de la grossesse et de la lactation).

Une certaine imprécision persiste souvent dans ces cas ; l'examen des urines, les méthodes de laboratoire ne doivent pas être négligées pour apporter quelque clarté.

D'autres fois, chez un malade convalescent d'une *maladies infectieuse aiguë*, au déclin d'une fièvre typhoïde, d'une grippe, d'une pneumonie, à la suite d'un érysipèle des paupières, apparaît une baisse visuelle et l'ophtalmoscopie montre une névrite optique.

Enfin, des *malades chroniques* en traitement pour une affection de l'estomac ou de l'utérus auront une chute brusque de la vision après une grande hémorragie, surtout une hématémèse, quelquefois une métrorragie, parfois du melœna.

Le pronostic de ces divers cas est naturellement variable. Les éléments d'ordre général nous échappent souvent, mais la technique ophtalmologique fournit des indications assez précises.

*
* *

Il est bon enfin de faire examiner le fond d'œil des

malades atteints *d'affections nerveuses chroniques*, en particulier celui des *tabétiques*. L'oculiste peut y constater une ATROPHIE OPTIQUE.

A ce propos, il faut avoir quelques notions générales :

D'abord le mot *d'atrophie* ne veut pas toujours dire cécité ; il signifie aussi bien maladie en évolution.

Vous entendrez parler d'atrophie simple, d'atrophie grise, d'atrophie secondaire et d'atrophie blanche. Que signifient ces termes?

L'atrophie grise c'est la dégénérescence des fibres nerveuses, atrophie myélinique et fragmentation du cylindraxe. On l'appelle encore *atrophie simple* parce qu'il n'y a pas là de phénomènes inflammatoires marqués.

La pathogénie est discutée, mais sa signification clinique est assez constante; elle s'observe surtout dans les formes de tabès supérieur, à évolution particulièrement lente. On l'appelle encore, pour cette raison, *atrophie spinale*. Elle aboutit à la cécité.

Vous ne la confondrez pas avec *l'atrophie blanche* qu'il vaut mieux appeler *post-névritique* et qui est l'aboutissant de la sclérose cicatricielle consécutive aux névrites aiguës. Elle peut rester partielle.

L'oculiste distingue assez bien ces deux formes à l'ophtalmoscope. Il faut éviter de les confondre.

D'autres maladies nerveuses, comme la sclérose en

plaques, frappent le nerf optique, mais ici, par opposition à l'atrophie tabétique, le malade ne devient pas complètement aveugle.

Ne parlons pas des raretés, nous faisons de la clinique pratique.

*
* *

Ce serait avoir une idée incomplète des maladies du nerf optique, qu'ignorer les cas où, malgré la baisse visuelle (scotome), ou le rétrécissement du champ visuel, l'examen du fond de l'œil est négatif, au début du moins.

L'oculiste vous parlera alors de *névrite rétro-bulbaire*, c'est-à-dire de lésions qui siègent primitivement en arrière du bulbe ou globe oculaire. L'on suppose que, dans ces cas, il s'agit de lésions vasculaires, d'hémorragies des gaines, de dégénérescences dues à l'action des poisons; et le diagnostic reste assez vague.

L'oculiste prend finalement sa revanche quand apparaissent des lésions descendantes ou quand, au contraire, la persistance de l'intégrité papillaire indique un heureux pronostic.

Les faillites de l'ophtalmoscopie ne sont jamais que partielles et temporaires quand on sait l'associer à la clinique.

XXV

RÉTINE ET MALADIES GÉNÉRALES

État des connaissances relatives à la pathologie de la rétine. — Aperçu de l'anatomie normale et pathologique de la rétine. — Pronostic qu'impliquent les rétinites des albuminuriques, des diabétiques, des artério-scléreux. — Rétinites des leucémiques, des anémiques, et des jeunes sujets bien portants. — La rétine et les états du sang et du sérum sanguin.

Si, comme on l'a dit, « la science est une langue bien faite », la terminologie complexe des *maladies de la rétine* indique vite que nos connaissances sur ce point sont incomplètes.

On étudie, un peu pêle-mêle, des complications anatomiques comme le *décollement de la rétine*, et des maladies comme les *rétinites*.

Sous ce nom de RÉTINITE, on englobe aussi bien des dégénérescences que des maladies inflammatoires.

Les rétinites, enfin, sont cataloguées tantôt d'après leur étiologie probable (*rétinites albuminuriques, rétinites diabétiques, syphilitiques, leucémiques*), tantôt d'après leur aspect ophtalmoscopique (*rétinite hémorragique, rétinite pigmentaire, rétinite circinée*).

Certains diagnostics des oculistes sont donc des aveux

implicites d'ignorance. Heureusement ce qui est le mieux connu, — disons le moins ignoré, — est précisément ce qu'il importe le plus au médecin général de connaître.

Vous pouvez vous faire des maladies de la rétine une idée un peu schématique, sans doute, mais pourtant assez exacte.

Vous vous rappelez la fastidieuse énumération des couches de la rétine et que les recherches histologiques modernes y ont montré la superposition de trois lignes de neurones (*fig.* 87 et 88). C'est, vers la choroïde, avec les cônes et les bâtonnets, le *neurone récepteur;* puis un *neurone intermédiaire*; enfin, la couche des *cellules ganglionnaires*, origine de prolongements centraux qui, par la couche des fibres, voisine du vitré, est reliée au nerf optique et au cerveau. Pour que les rayons lumineux arrivent à la couche réceptrice, ils ont donc à traverser les deux autres couches dont l'intégrité doit être absolue.

Au point de vue cytologique, nous ne connaissons rien de précis sur les bouleversements élémentaires qui peuvent survenir dans cet échafaudage compliqué de cellules. Mais nous avons une connaissance semi-microscopique des lésions de la rétine.

Cette mince membrane est divisée suivant son épaisseur en deux territoires dont la nutrition est distincte.

La couche des neurones périphériques, celle qui est tournée vers la choroïde est nourrie par la chorio-capillaire.

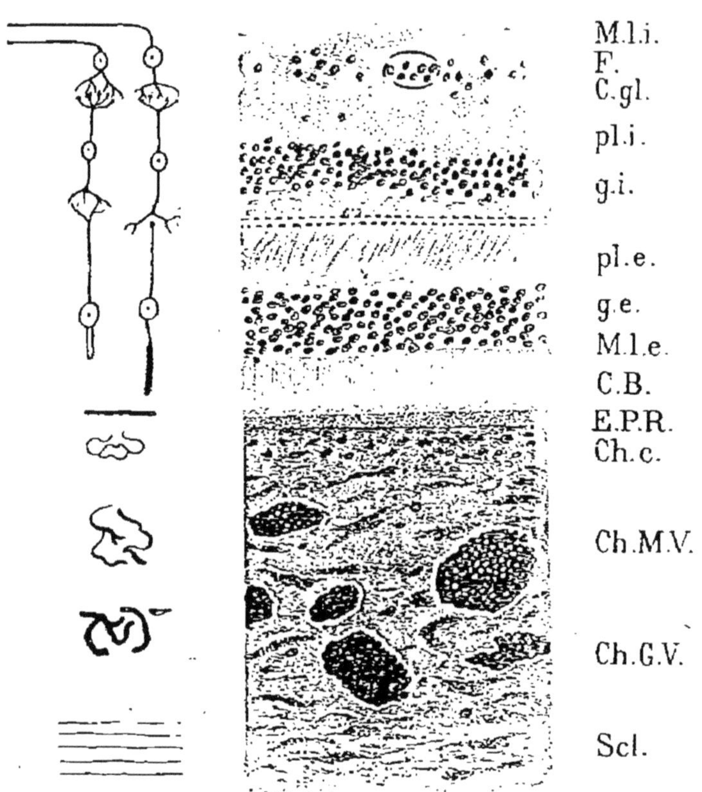

Fig. 86 et 87. — Schéma des éléments des tuniques de l'œil.
Coupe des tuniques de l'œil.

Scl. Sclérotique. — Ch. G. V. Choroïde, couche des gros vaisseaux. — Ch. M. V. Choroïde, couche des moyens vaisseaux. — Ch. C. Chorio-capillaire. — E. P. R. Epithelium pigmentaire de la rétine. — C. B. Cônes et bâtonnets. — M.l.e. Membrane limitante externe. — ge. Couche des grains externes. — pl. e. Couche plexiforme externe. — g.i. Couche des grains internes. — pl.i. Couche plexiforme interne. — C.gl. Couche des cellules ganglionnaires. — F. Couche des fibres nerveuses.

La rétine cérébrale, c'est-à-dire les couches qui sont voisines du vitré, a une circulation propre constituée par des vaisseaux à type terminal.

De même, la pathologie de ces deux parties est, primitivement au moins, distincte. La première participe aux inflammations de la choroïde et les maladies infectieuses, comme la syphilis, semblent la frapper primitivement. C'est en ce sens qu'il convient de parler de *chorio-rétinites*. Certes, ces chorio-rétinites présentent un intérêt clinique général, car on peut y déceler des lésions syphilitiques. Toutefois ce sont plutôt des maladies locales qui intéressent particulièrement l'oculiste. Nous vous en parlerons dans une prochaine causerie.

Les syndromes ophtalmoscopiques de la rétine cérébrale sont, au contraire, pour le médecin tantôt un élément de diagnostic, tantôt une indication pronostique capitale. Certains états du sang ou des vaisseaux se compliquent de lésions rétiniennes, tantôt précoces, et elles prennent alors un caractère révélateur, tantôt tardives.

Il y a des cas fréquents ; il y a des cas rares.

*
* *

Fort souvent, vous aurez à vous inquiéter de la vision des *albuminuriques*, des *diabétiques* et des *artérioscléreux.*

Vous rencontrerez deux séries de cas. Chez des malades en traitement, une baisse visuelle se produit. Là, rien de très imprévu.

Parfois des malades, en apparence bien portants, se plaignent de leur vue.

Dans tous ces cas, l'oculiste constate une RÉTINITE.

La caractéristique ophtalmoscopique est assez nette. Il y a des hémorragies, de l'œdème rétinien, de petits amas blanchâtres sur la nature desquels on discute, mais dont l'aspect ophtalmoscopique est bien connu, et sensiblement identiques chez ces divers types de malades.

C'est l'examen des urines et l'examen général qui permettent de répartir ces malades en trois catégories, pour chacune desquelles non seulement le traitement, mais encore le pronostic sont variables.

Vous trouvez de l'*albumine* dans les urines.

Il peut s'agir d'une femme enceinte ayant de l'*albuminurie gravidique*. Ici, la rétinite indique une intoxication profonde, mais elle n'aggrave pas le pronostic général. Elle n'a qu'un inconvénient purement local en raison des lésions irréparables qu'elle peut produire. Mais si la malade accouche et guérit de son albuminurie, l'état de sa vision ne s'aggrave plus et tend plutôt à s'améliorer.

Bien souvent, il s'agit d'une rétinite au cours d'une *néphrite chronique* avec une quantité variable d'albumine. Il peut y en avoir fort peu; la polyurie et l'hypertension artérielle dominent.

La rétinite est, dans ces cas, particulièrement alarmante. On dit que les néphrétiques ne survivent jamais plus de deux ans aux complications rétiniennes et qu'ils meurent souvent dans la première année.

Des constatations récentes tendent à montrer que ces malades avaient, non pas de la rétention chlorurée, mais de la *rétention azotée.* C'est sans doute parce qu'ils sont azotémiques que ces malades meurent vite.

Le danger n'est pas visuel, il est vital. La vie cesse le plus souvent avant que l'extension des lésions de rétinite albuminurique n'ait fait perdre la vue.

Voilà une notion capitale pour la pratique.

Si, au contraire, l'examen des urines indique un *diabétique*, la rétinite prend une signification différente. Sans doute, elle est toujours grave. Mais il n'est pas rare que la survie soit longue. *Le danger* immédiat *est plus visuel que vital*, et l'on voit des diabétiques devenir aveugles par suite d'hémorragies oculaires. Vous auriez donc tort de voir dans la rétinite diabétique une simple réplique de la rétinite albuminurique. Si les tableaux ophtalmoscopiques ne diffèrent guère, les tableaux cliniques et le pronostic peuvent être différents.

L'artério-sclérose, sans insuffisance rénale nette, décelable par l'albuminurie, peut occasionner des lésions du fond d'œil, depuis des hémorragies discrètes, jusqu'aux vastes tromboses vasculaires.

Elles peuvent précéder longtemps à l'avance d'autres complications; cependant le pronostic général est, évidemment ici, le plus préoccupant. C'est d'ailleurs l'hygiène et le régime qui, tout ensemble, sauvegardent la vision et la vie.

Voilà ce que vous rencontrerez souvent.

*
* *

Voici maintenant ce que vous rencontrerez plus rarement.

Un sujet d'âge moyen peut avoir une rétinite hémorragique sans lésions rénales. Faites examiner le sang.

Tantôt la formule hématologique est celle de la *leucémie* : cette RÉTINITE LEUCÉMIQUE est plus ou moins précoce, *le pronostic est très grave*, *la vie et la vue sont ensemble menacées* et les derniers mois du patient sont assombris par l'état de ses yeux.

Tantôt l'examen du sang peut faire constater de l'anémie, ce qui n'éclaire pas beaucoup le diagnostic.

Tantôt, enfin, chez un jeune sujet, la formule hématologique peut être parfaite, et dans l'état actuel de nos connaissances, nous ne découvrons pas la cause de ces HÉMORRAGIES RÉCIDIVANTES, dites ESSENTIELLES, DES JEUNES SUJETS. *Le pronostic*, d'ailleurs variable, *est purement visuel.* Il dépend de la localisation et de la répétition des hémorragies. Ces adolescents peuvent devenir aveugles, ils ne meurent pas.

L'examen du fond d'œil offre donc un haut intérêt pratique dans tous les troubles pathologiques du sang et du sérum sanguin.

Peut-être se produit-il des lésions analogues dans l'intimité des tissus, mais elles acquièrent dans la rétine une haute signification en raison de la fragilité de cette membrane, de sa grande différenciation fonctionnelle et de la possibilité de l'inspection directe.

XXVI

L'ESSENTIEL SUR LES CHOROÏDITES, LES CHORIO-RÉTINITES ET LES SCLÉRO-CHOROÏDITES

La choroïde et l'unité de ses réactions anatomiques. — Définitions relatives aux chorio-rétinites, aux choroïdites et aux scléro-choroïdites. — Chorio-rétine et syphilis ; autres infections. — Thérapeutique des maladies des membranes profondes de l'œil.

A l'encontre de ce qui se passe pour les lésions rétiniennes, vous ne tirerez pas des lésions choroïdiennes des renseignements très variés relatifs à la santé générale.

Ce sera plutôt vous qui aiderez l'oculiste à débrouiller l'étiologie de lésions toujours semblables anatomiquement et ophtalmoscopiquement.

Vous vous rappelez que la CHOROÏDE est essentiellement un épais réseau de vaisseaux compris entre la rétine et la sclérotique. Ce réseau est constitué par un lacis très dense dans les mailles duquel est disséminé le *pigment*.

Du côté interne, il est comme enduit par la couche continue de l'épithélium pigmentaire de la rétine, et il préside à la nutrition des couches les plus externes de cette rétine.

Vous entendrez donc parler de CHORIO-RÉTINITES quand les lésions rétiniennes seront manifestes ; de SCLÉRO-CHOROÏDITES quand l'enveloppe scléroticale participant à l'inflammation, se sera laissé distendre.

Naturellement, dans ces territoires vasculaires à circulation ralentie, des infections peuvent se localiser et il se produit là des lésions en foyer que l'on voit dans le fond d'œil.

C'est d'abord la diapédèse des leucocytes qui s'agglomèrent, soulèvent légèrement et infiltrent la rétine ; ils constituent des *taches jaunes*.

Ces foyers inflammatoires évoluent vers la sclérose cicatricielle ; il existe finalement à leur niveau des *taches blanches* conjonctives où l'on ne retrouve plus les éléments rétiniens et où les vaisseaux choroïdiens eux-mêmes sont devenus rares.

Dans ces foyers, le pigment choroïdien et le pigment rétinien ont été bouleversés. Transporté par les leucocytes, le pigment s'est accumulé en *taches noirâtres* qui avoisinent les taches blanches.

Des taches jaunes, des taches blanches et des taches noires, et à leur niveau une perte de la fonction rétinienne, voilà ce que l'on constate en matière de choroïdite.

C'est un processus général dans toutes les *chorio-rétinites*. Mais les lésions, tantôt se localisent au niveau de la macula (*choroïdite maculaire*), tantôt un peu partout (*chorio-rétinite disséminée*), tantôt vers la partie très antérieure de l'œil, près de la cornée (*scléro-*

choroïdite antérieure), tantôt autour de la papille (*scléro-choroïdite postérieure*).

Suivant l'ancienneté des lésions, enfin, on parle de *choroïdites aiguës* et de *choroïdites atrophiques* et *pigmentaires*.

A cette énumération, ajoutons seulement ce qui offre un intérêt pratique : chez les malades qui se plaignent de brouillards, de déformation des objets, de mouches volantes, ne dites jamais : « Ce n'est rien, c'est de la faiblesse ».

Rien n'est insidieux comme un début de choroïdite.

Dans l'enquête étiologique que vous aurez à faire, pensez, avant tout, par-dessus tout, à la *syphilis acquise* ou *héréditaire*.

Vous pourrez donc, dans les cas douteux, faire chercher dans le fond d'œil d'un enfant ou d'un adulte la signature du tréponème pâle. S'il s'agit d'un enfant, l'examen ophtalmoscopique permettra de reconnaître la chorio-rétinite, stigmate si fréquent et si important d'hérédo-syphilis.

A ce propos, il y a une confusion que l'on doit éviter. Si l'on vous parle de *rétinite pigmentaire*, ne confondez pas avec *chorio-rétinite pigmentaire*.

La RÉTINITE PIGMENTAIRE est une atrophie rétinienne qui débute dans l'enfance, évolue très lentement, mais aboutit à la cécité. Elle est associée à d'autres signes de dégénérescence congénitale, mais n'est pas nécessairement hérédo-syphilitique.

*
* *

Le plus souvent c'est l'oculiste qui, en présence d'une choroïdite vous priera d'en trouver la cause dans l'état général du malade.

En l'absence de commémoratifs ou de stigmates syphilitiques, épuisez les ressources des moyens de laboratoire avant de rattacher les lésions choroïdiennes à une cause différente.

Cherchez ensuite les infections endogènes qui peuvent accompagner le *diabète* ou *le rhumatisme*. Souvent, en effet, c'est dans des maladies chroniques mal caractérisées qu'apparaît la chorio-rétinite.

Il est plus rare qu'elle suive certaines maladies infectieuses comme la variole, la fièvre puerpérale, la fièvre typhoïde, les pyohémies.

Enfin, surtout dans le domaine des scléro-choroïdites antérieures, la *tuberculose* semble jouer un rôle important. Il s'agit le plus souvent d'une tuberculose tout à fait localisée ; les chorio-rétinites et les scléro-choroïdites sont, en effet, essentiellement des maladies locales.

Il en est même des variétés, la chorio-rétinite, la scléro-choroïdite des myopes, qui ont une importance purement oculaire, non que l'état général ne les puisse influencer, mais parce qu'elles sont compatibles avec une santé parfaite en apparence.

— Mais le traitement ?

— Le traitement est à la fois utile et décevant. Utile, parce que l'on peut arrêter la marche des foyers en activité. C'est ainsi que les *injections hydrargy-*

riques influencent non seulement les chorio-rétinites syphilitiques, mais aussi, à coup sûr, les autres chorio-rétinites.

L'effet résolutif du mercure n'est pas expliqué, mais il est certain. Il y a même des oculistes qui, pour cette raison, se fondant sur le vieil adage que l'effet des remèdes indique la nature des maladies, étendent à l'extrême le domaine de la syphilis. Quoi qu'il en soit, croyez à l'action utile du mercure dans les chorio-rétinites et agissez en conséquence.

Il est même un autre fait intéressant à connaître au point de vue général. Dans les scléro-choroïdites antérieures, avec ou sans iritis, supposées *tuberculeuses*, la *tuberculine* donne, entre des mains expérimentées, des résultats souvent heureux. Employées avec prudence, à doses infinitésimales et progressives, les injections de tuberculine ont amené maintes fois la guérison d'une tuberculose localisée au segment antérieur de l'œil. Ces cas, facilement observables, prennent une valeur en quelque sorte expérimentale à une époque où l'on apprend à mieux connaître et à manier plus utilement la tuberculino-thérapie.

Mais pourtant le traitement est souvent *décevant*, car il ne peut rien sur les lésions refroidies et constituées, et les zones fonctionnellement utiles de l'œil sont si vulnérables et si petites, que le remède vient souvent trop tard, dans un œil trop malade.

Conclusion, ne traitez à la légère aucun trouble visuel et... faites-le traiter promptement.

XXVII

DIPLOPIE, PARALYSIES OCULO-MOTRICES

Utilité mais complexité du diagnostic des paralysies oculo-motrices. — Examen simplifié de la motilité du globe. Recherche de la diplopie. — Paralysie oculo-motrice et traumatisme. — Syndromes oculo paralytiques et autres syndromes. — Paralysies oculaires et tabès incipiens. — Névrites périphériques. — Traitement chirurgical des strabismes paralytiques.

Rien n'est plus utile pour poser un diagnostic général que de savoir examiner en détail l'appareil moteur de l'œil.

Par suite de leur disposition anatomique compliquée, les nerfs oculo-moteurs donnent des indications précises et précieuses pour trouver le siège d'une lésion nerveuse. Mais si l'examen n'est pas, en réalité, très difficile, il est complexe.

Dans la pratique courante, il suffit de notions élémentaires pour établir une manière de diagnostic d'attente. Vous les compléterez ensuite, à tête reposée, si vous voulez « prendre l'observation ».

D'emblée, il faut savoir déceler une paralysie même légère, en saisir la signification pronostique, la rattacher à sa cause. Les finesses de la localisation de la lésion vous préoccuperont après.

*
* *

Quand un malade dit : « je vois double », vous pensez de suite à la paralysie oculaire.

Eliminez pourtant deux petites causes d'erreur : il y a des malades qui confondent un peu voir trouble et voir double ; faites-leur préciser s'ils voient mal ou s'ils voient deux objets.

S'ils voient deux objets, faites-leur fermer un œil, il y en a qui continuent à voir double. La *diplopie monoculaire* a pour cause un début de cataracte ou, d'une façon plus générale, un cloisonnement de la pupille; elle est d'ailleurs toujours assez vague et confuse.

Ne retenez que le cas du malade qui, les deux yeux ouverts, voit deux images et qui n'en voit plus qu'une, un œil fermé : C'est la DIPLOPIE BINOCULAIRE, celle qui se rattache à un trouble de la position ou des mouvements conjugués des yeux.

Cherchez la *paralysie*.

Vous trouverez d'abord des malades qui ont, avec ou sans ptosis, une déviation manifeste du globe oculaire. Montrez-leur votre doigt à 50 centimètres environ, déplacez-le dans toutes les directions en les priant de le suivre du regard. Le globe a une excursion limitée dans la direction opposée à la déviation.

D'autres malades n'ont pas de déviation apparente, mais, quand ils suivent votre doigt, vous remarquez, en comparant l'excursion du globe oculaire d'un côté avec celle du globe de l'autre côté, qu'il y a dans une certaine direction une diminution d'amplitude(*fig.* 89). Dans les positions extrêmes du regard, les rapports du bord de la cornée avec les angles des paupières sont légèrement différents des deux côtés.

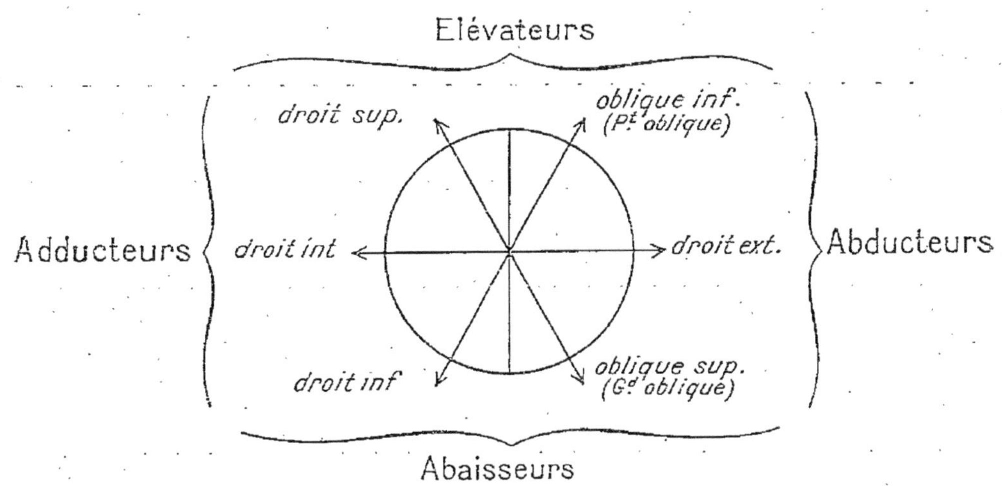

Fig. 89. — Action physiologique des muscles oculo-moteurs.

Ce sont ces cas-là qu'il ne faut pas méconnaître.

La recherche de la diplopie complète l'examen.

Placez une bougie dans une chambre sombre à 2 mètres de votre malade.

Si vous avez un verre rouge, tenez-le devant un de ses yeux, en lui recommandant de ne pas fermer l'autre. S'il a de la diplopie, il voit deux flammes, l'une blanche, l'autre rose.

Il peut arriver cependant que dans le regard en face il n'en voie qu'une. Tournez sa tête fortement vers la droite, puis fortement vers la gauche en le priant de ne pas quitter la bougie des yeux. La diplopie peut apparaître dans les positions extrêmes des regards en cas de simple parésie oculo-motrice.

Voulez-vous pousser un peu plus loin votre diagnostic ? Dites au malade : « Montrez-moi la bougie rouge;

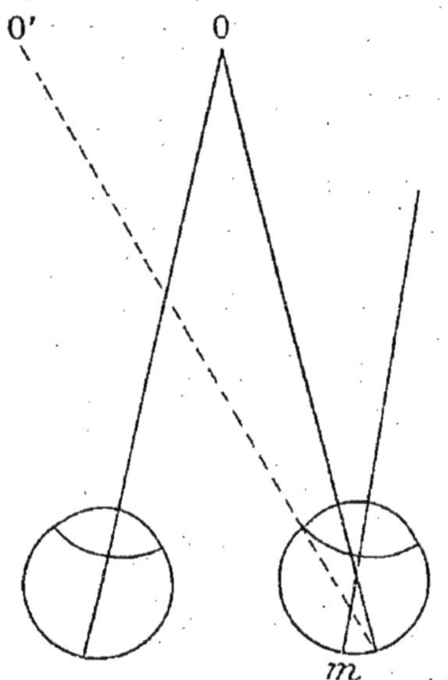

Fig. 90. — Diplopie croisée, strabisme divergent, paralysie d'un adducteur.

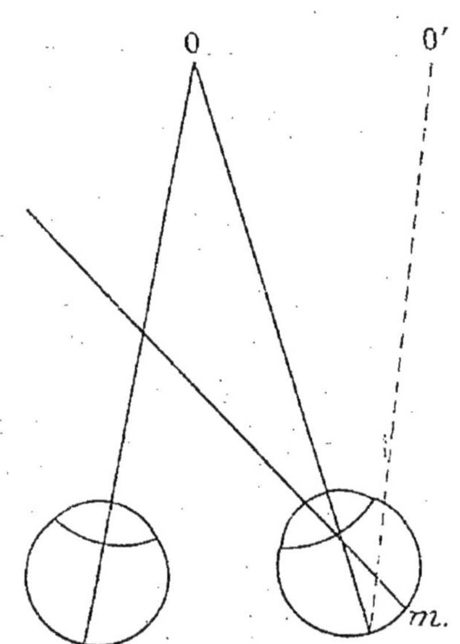

Fig. 91. — Diplopie homonyme, strabisme convergent, paralysie d'un abducteur.

montrez-la de la main du côté de l'œil qui a le verre rouge ; laissez votre bras tendu.

« Montrez-moi la bougie blanche de la main du côté de l'œil découvert. »

Si les bras se croisent, il s'agit d'une *diplopie croisée*

(*fig*.90), résultant de la paralysie d'un *muscle adducteur*.

Si les bras restent parallèles, ou s'écartent, il s'agit d'une *diplopie homonyme* (*fig*. 91), résultant de la paralysie d'un *abducteur*

Il est bon de retenir cette vieille formule de Desmarres : *quand les images se croisent, les axes oculaires se décroisent*. Le croisement des axes oculaires dépend évidemment d'une paralysie des abducteurs et la divergence des axes d'une paralysie des adducteurs.

Si les images sont dénivelées, un muscle élévateur ou abaisseur est intéressé.

Retenez encore cette règle : *l'image est toujours déviée du côté où devrait agir le muscle paralysé*.

Mais n'entrons pas plus avant dans ces formules. Avec des schémas, dans le calme de votre cabinet, vous irez facilement jusqu'au bout du diagnostic du muscle paralysé.

Il est des cas où vous serez étonné de constater une déviation sans que votre malade voie double. C'est que le malade y voit mal d'uu œil, comme le *strabique ancien*. Ou bien, paralysé depuis un certain temps, il s'est habitué à négliger l'image fausse, il *neutralise*, comme nous disons, tel un chasseur qui tire les deux yeux ouverts ou comme vous lorsque vous regardez au microscope sans fermer un œil.

*
* *

Donc, votre malade a une PARALYSIE OCULO-MOTRICE.

Avant l'examen du neurologiste ou de l'oculiste cherchez en la cause.

Dans ce long trajet, qui va du globe oculaire à l'isthme de l'encéphale en passant par l'orbite, la fente sphénoïdale et l'étage moyen du crâne, les trois nerfs moteurs de l'œil peuvent être intéressés accidentellement ou pathologiquement de bien des façons.

Les paralysies liées à une *exophtalmie* ne vous embarrasseront pas si vous savez examiner méthodiquement l'orbite. Ne considérons que les cas où la paralysie est le principal signe.

*
* *

Vous aurez d'abord des BLESSÉS. Chez tous les malades ayant fait une chute ou reçu un coup sur la tête, examinez l'œil, en écartant au besoin les paupières contusionnées. S'il y a une paralysie, vous remarquez presque toujours une forte déviation du globe.

Dans beaucoup de cas, ce sera un fort *strabisme interne*. C'est une signature de la *paralysie du moteur oculaire externe*, c'est presque un signe certain de *fracture du sommet du rocher*. Le nerf a été blessé dans son passage sur l'arête vive de cet os.

Donc, *pronostic vital sérieux* en raison de la cause, *pronostic oculaire mauvais*, car, sauf le cas rare d'hématome compressif qui se résorbe, la lésion du nerf est le plus souvent définitive.

Une paralysie des autres muscles indique souvent une fracture plus étendue de l'étage moyen du crâne ou une vaste hémorragie.

Prenez l'habitude d'examiner dans tous les traumatismes les nerfs de l'œil comme vous examinez le facial.

*
* *

Vous aurez encore de GRANDS MALADES COUCHÉS ayant

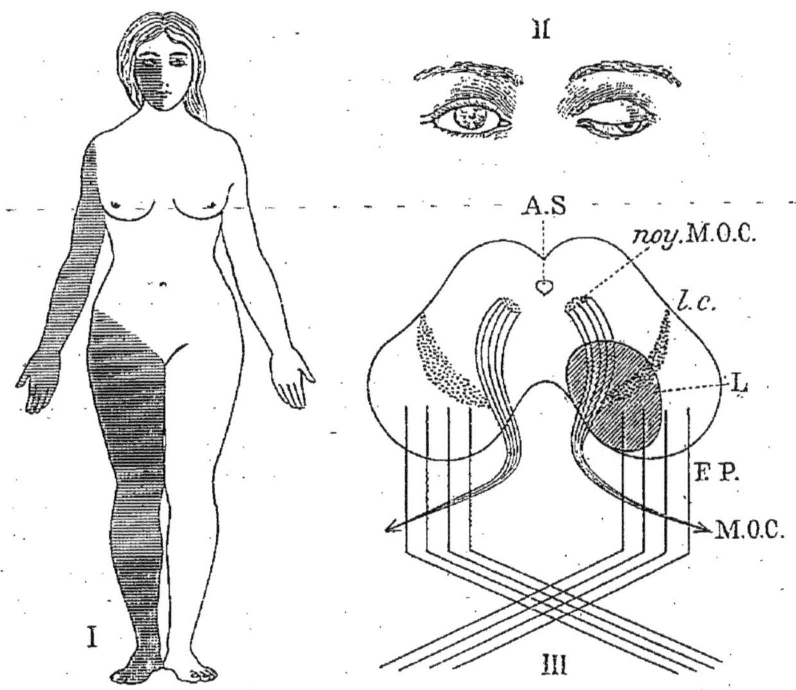

FIG. 92 I. — Hémiplégie alterne supérieure. — Syndrome de Weber (les régions couvertes de hachures sont paralysées).

FIG. 93 II. — Paralysie oculo-motrice (Ptosis, strabisme divergent, mydriase indiquant une paralysie du moteur-oculaire commun).

FIG. 94 III. — Coupe schématique du pédoncule cérébral.

A. S. Aqueduc de Sylvius. — noy. M. O. C. Noyau du moteur-oculaire commun. F. P. Faisceau pyramidal. — M. O. C. Moteur oculaire commun. — l. c. Locus niger. — L, Siège de la lésion qui occupe le pied du pédoncule et intéresse le moteur-oculaire commun.

eu un *ictus apoplectique*. Chez eux aussi regardez les yeux.

Un malade a une hémiplégie et une paralysie faciale d'un côté, l'œil opposé a du *ptosis*, un strabisme diver-

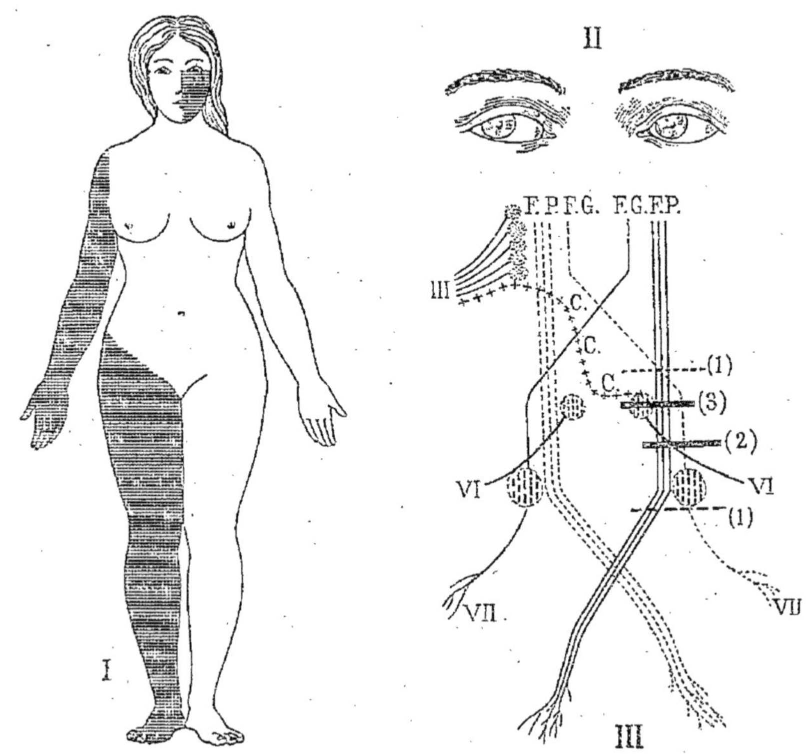

Fig. 95 I. — Hémiplégie alterne inférieure (syndrome de Millard-Gubler). Les parties couvertes de hachures sont paralysées.

Fig. 96 II. — Syndrome de Millard-Gubler, type Foville. — Paralysie conjuguée des mouvements de latéralité due à une lésion du noyau du moteur-oculaire externe.

Fig. 97 III. — Siège des lésions dans les hémiplegies pédonculaires inférieures.

F. P. Faisceau pyramidal qui n'a pas encore subi la décussation. — F.G. Faisceau géniculé du facial. — C.C. Connexions probables entre le noyau du moteur-oculaire externe et le moteur-oculaire commun du côté opposé. — III n. moteur-oculaire commun. — VI. n. Moteur-oculaire externe. — VII. n. Facial. (1) Lésions qui produisent un syndrome Millard-Gubler sans troubles oculaires. (2) Lésion qui donne un syndrome Millard-Gubler et une paralysie du droit externe. — (3) Lésion qui donne un syndrome Millard-Gubler (type Foville).

gent et parfois une paralysie de la pupille. *C'est le syndrome de Weber.* Il résulte d'une lésion du faisceau pyramidal avant sa décussation et d'une lésion des fibres radiculaires du moteur oculaire commun.

Concluez à une lésion du pédoncule cérébral du côté opposé à l'hémiplégie et correspondant à l'œil atteint (*fig*. 92, 93, 94).

Un autre a la face d'un côté et les membres du côté opposé paralysés. C'est une hémiplégie alterne du *type de Millard-Gubler*.

Quand votre malade a repris ses sens, examinez la motilité de ses yeux. Est-elle intacte? il s'agit d'une lésion protubérantielle inférieure située au niveau du facial.

Si l'œil répondant au côté paralysé de la face est en strabisme interne, le moteur oculaire externe est intéressé.

Vous pouvez même être plus précis. Etudiez les mouvements conjugués de latéralité : Si l'œil répondant au côté non paralysé de la face se meut normalement, les fibres radiculaires du moteur oculaire externe sont seules atteintes ; s'il y a paralysie des mouvements de latéralité (dextrogyre ou lévogyre pour parler comme Grasset), c'est le noyau même qui est atteint. *C'est le syndrome de Foville* (*fig*. 95, 96, 97, 98, 99).

Vous aurez, enfin, des enfants chez lesquels les signes prémonitoires d'une MÉNINGITE s'éclaireront malheureusement à l'apparition d'une paralysie oculaire.

Dans tous ces cas, d'ailleurs, la paralysie oculaire passe vite au deuxième plan.

*
* *

Vous trouverez une paralysie oculaire chez des MALADES DEBOUT.

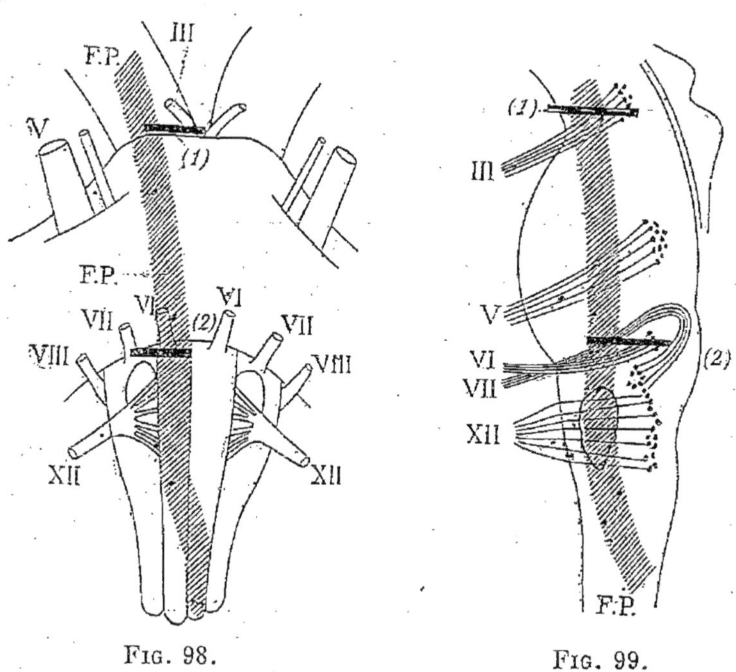

Fig. 98. Fig. 99.

Fig. 98. — Bulbe et protubérance (demi schématique). Siège des lésions dans l'hémiplégie alterne avec troubles oculo-moteurs.

F. P. Faisceau pyramidal. — III. Nerf moteur oculaire commun. — V. Trijumeau. — VI. Nerf moteur oculaire externe. — VI. Nerf auditif. — VII. Nerf facial. — VIII. Nerf auditif. — XII. ngd. Hypoglosse. — (1) Lésions du syndrome de Weber. — (2) Lésions du syndrome Millard Gübler (type Foville).

Fig. 99. Bulbe et protubérance (en coupe de profil). — Même légende que pour la figure 98.

Ils s'en seront aperçu en versant à boire à côté de eur verre ; ils hésiteront pour marcher dans la rue. Cela se sera installé insidieusement quoiqu'assez rapidement.

Cherchez les signes du tabès (signe d'Argyll-Robertson, abolition des réflexes patellaires, légère incoordination, petites zones d'anesthésie, etc.). Ces paralysies sont souvent fugaces, guérissent d'elles-mêmes et vous connaissez de longue date leur importance pour le diagnostic du TABÈS INCIPIENS.

Chez d'autres malades, même en l'absence de signes de tabès, pensez à la SYPHILIS. Les commémoratifs, mieux encore les plaques de leucoplasie buccale, surtout les maux de tête à exacerbations nocturnes, vous conduiront à commencer un traitement mercuriel.

Si vous le pouvez, il ne sera pas mauvais de faire une ponction lombaire, vous trouverez de la *lymphocytose rachidienne*. Il s'agit très souvent de méningite de la base et il importe d'autant plus d'être fixé que, contrairement aux cas de tabès confirmé, le traitement mercuriel est ici très efficace.

Plus rarement, vous trouverez des paralysies oculaires chez des malades convalescents de DIPHTÉRIE. Les commémoratifs sont, en général, nets.

D'autres cas deviennent plus difficiles. Il peut s'agir de DIABÈTE, de SATURNISME ou D'ALCOOLISME. Analysez les urines, cherchez les signes d'intoxication.

Ce sont là des cas de *névrite périphérique*.

Mais il y a des paralysies oculaires d'étiologie beaucoup plus vague.

Il y en a qui sont associées à une poussée de ZONA

OPHTALMIQUE, la même cause agissant sur le trijumeau et sur les nerfs moteurs.

Il y en a qui apparaissent après les *fièvres éruptives*, *la grippe*, et *diverses infections*.

Dans tous ces cas, le danger est de se payer trop facilement de mots et de passer, par exemple, à côté de cas qu'il faudrait, en réalité, rattacher au tabès ou à la syphilis.

D'une façon générale, la diplopie et les paralysies ont une valeur indicatrice considérable, même à un premier examen.

*
* *

Le traitement est naturellement d'ordre général et doit s'appliquer à la cause.

Mais il arrivera que des malades guéris ou améliorés, conserveront une déviation du globe oculaire. La diplopie ne les gênera plus guère car ils auront pris l'habitude de « neutraliser la fausse image ». Mais la difformité leur sera désagréable.

Ce sont surtout des blessés à ancienne fracture du rocher, parfois des syphilitiques ou tabétiques à maladie très lente.

L'oculiste reprend alors ses droits.

Le raccourcissement et *l'avancement du muscle paralysé*, non seulement corrigent la déviation, mais encore rétablissent parfois la vision binoculaire dans une assez grande partie du champ du regard.

XXVIII

NÉCESSITÉ DE TRAITER LE STRABISME CONVERGENT CHEZ LE PETIT ENFANT

Danger de l'abstention et principe du traitement précoce. — La vision binoculaire. — La vision du strabique convergent. — Procédés médicaux de traitement du strabisme. — Résultats de l'éducation de la vision binoculaire.

Le médecin est fréquemment consulté par des parents dont l'enfant, encore tout petit, a un strabisme convergent. Trop souvent il répond : « Beaucoup d'enfants cessent de loucher en grandissant, attendez, cela passera peut-être tout seul. »

Il ya dans ce conseil une vérité... de la prudence... et une grave erreur.

Une vérité, car beaucoup de strabiques convergents non traités cessent d'avoir l'œil apparemment dévié quand leur tête a grossi et que leurs orbites se sont écartées. De la prudence, car quelques strabiques opérés dans l'enfance par ténotomie du muscle droit interne se mettent en grandissant à loucher en dehors, ce qui est encore plus laid que de loucher en dedans.

— Donc chez les petits enfants l'abstention est sage ?

— L'abstention chirurgicale, oui, mais non l'abstention du traitement médical, car le strabique non traité dans le jeune âge pourra peut-être avoir à l'âge adulte les yeux plus ou moins droits en apparence, il n'aura pas la vision binoculaire, il ne se servira que d'un œil et c'est là dans la vie une infirmité et une infériorité.

Il ne faut pas négliger un traitement optique et orthoptique qui épargnerait à l'enfant cette infirmité et cette infériorité. On en convient, mais l'erreur commune consiste à ne pas commencer ce traitement de façon très précoce. La guérison du strabisme, en effet, est l'éducation achevée de la vision binoculaire, et au début le traitement consiste en ceci : *Faire artificiellement chez l'enfant qui louche l'éducation toute naturelle et spontanée chez l'enfant normal.*

*
* *

Normalement, un enfant naissant a des mouvements associés d'élévation et d'abaissement des yeux, mais ses deux yeux ne s'accompagnent pas l'un l'autre régulièrement dans les mouvements de latéralité, surtout ils ne convergent pas avec précision vers les objets fixés. Cet état de déséquilibre oculaire ne dure pas ; l'enfant apprend vite à diriger simultanément vers l'objet qui sollicite son attention la région maculaire (c'est-à-dire la partie la plus sensible) de la rétine de chaque œil. Ainsi s'établissent, pour être déjà bien installés vers l'âge d'un an, les mouvements associés de latéralité et les mouvements de convergence.

Ces mouvements permettent la formation des images en des points, dits concordants, de chacune des rétines et le fusionnement de ces images en une impression unique. L'enfant a appris à voir simple à l'aide des deux yeux autant que les images se feront en des points concordants de chaque rétine.

L'éducation de la vision binoculaire a donc pour terme l'établissement d'un sens de fusionnement des images rétiniennes et, par une sorte de réaction, *le besoin de fusionner les images règle et maintient l'harmonie des mouvements oculaires*. Il s'établit ainsi ce que Parinaud a très heureusement appelé *le réflexe retinien de convergence*.

*
* *

La clinique constate que les enfants qui louchent en dedans sont presque tous astigmates hypermétropes et que leur œil dévié a un vice de réfraction plus marqué que celui de l'œil habituellement fixateur. De plus le strabique n'a pas de diplopie ; suivant l'expression consacrée *il neutralise l'image fausse*, c'est-à-dire qu'il ne voit pas l'image de l'œil dévié. Enfin l'acuité visuelle de cet œil est en général très mauvaise.

Voici les interprétations que l'on a données de ces faits.

Normalement nous utilisons à la fois la convergence pour fixer binoculairement les objets rapprochés, et l'accommodation pour les voir nettement, d'où synergie acquise de ces deux fonctions.

Donders a donc rattaché l'excès de convergence de l'œil strabique à l'effort exagéré d'accommodation nécessité par l'hypermétropie. Pour avoir une image rétinienne distincte d'un objet rapproché, le strabique hypermétrope doit accommoder plus fortement que ne le comporterait pour des yeux normaux la distance à laquelle se trouve l'objet. A cet excès d'accommodation correspond précisément un degré de convergence qui amènerait le croisement des axes visuels en deçà de l'objet. Le strabique prend donc l'habitude de fixer monoculairement et fait porter l'excès de contraction musculaire sur un seul œil, sur celui dont le vice de réfraction est le plus considérable. La neutralisation de l'image fausse de cet œil dévié devient constante et l'acuité visuelle de cet œil toujours inutilisé va diminuant (amblyopie par défaut d'usage).

En résumé, dans la plupart des cas, le strabisme semble au début un trouble d'innervation surtout fonctionnel, lié à un vice de réfraction. Plus tard la permanence de ce trouble entraîne des modifications de la musculature extrinsèque, modifications mal connues, de nature discutée, mais certaines.

Ce sont là plutôt des constatations que des explications, mais elles n'en constituent pas moins une base solide sur laquelle repose tout l'édifice du traitement du strabisme dont il suffira d'esquisser le plan pour vous permettre de conseiller les parents en toute connaissance de cause.

*
* *

Dans les strabismes anciens, il est le plus souvent

nécessaire d'intervenir chirurgicalement sur les muscles. Au début, au contraire, il aurait suffi de mettre les yeux du strabique dans les conditions de ceux d'un enfant normal et ensuite de lui apprendre à voir binoculairement.

Comment atteindre ce but?

Nous disposons des moyens suivants qui doivent le plus souvent être combinés :

1° *La correction optique* de l'hypermétropie et de l'astigmatisme supprime l'inégalité de réfraction des deux yeux et fait cesser l'excès d'effort accommodatif qui compensait l'hypermétropie ; du même coup elle *tend* à supprimer l'excès de convergence.

2° *L'occlusion* au bandeau ou *l'atropinisation du seul œil fixateur*, prolongées pendant une quinzaine de jours, contraignent l'enfant à utiliser uniquement l'œil dévié amblyope dont l'acuité visuelle est de ce fait relevée rapidement dans la plupart des cas.

3° *Des exercices méthodiques* permettent le développement successif des trois modes de vision binoculaire :

a) Vision simultanée, c'est-à-dire vision des images rétiniennes formées dans chacun des yeux au même moment. Un malade qui n'a que ce degré de vision binoculaire, voit les images d'un stéréoscope comme deux tableaux séparés, mais n'a aucune tendance à les fusionner.

b) Vision binoculaire proprement dite, c'est-à-dire tendance au fusionnement des images identiques perçues par chacun des yeux. Un malade ayant ce degré de vision binoculaire fusionnera au stéréoscope les deux images et de plus fera effort pour maintenir la fusion si on écarte les images.

c) Vision stéréoscopique, c'est-à-dire vision binoculaire parfaite avec notion du relief. Normalement les deux yeux voient sous une perspective différente. Regardons une colonne par exemple et fermons alternativement l'un des yeux, l'œil droit voit plus le côté droit et l'œil gauche, plus le côté gauche de la colonne. Le fusionnement de ces deux images dissemblables nous donne l'impression d'une masse unique en relief. C'est précisément le fusionnement d'images correspondant chacune à la perspective monoculaire qui donne au stéréoscope l'illusion de la troisième dimension, de la profondeur.

Pour faire l'éducation méthodique de la vision binoculaire, nous disposons, comme instruments pratiques, du stéréoscope et du diploscope de Rémy, excellent instrument qui donne des résultats rapides.

— Mais, dira-t-on, le diploscope de Rémy ne peut être utilisé chez l'enfant qui ne sait pas lire et Javal qui a conseillé et réglé l'emploi du stéréoscope ne commençait pas les exercices avant l'âge de sept ans.

— Sans doute, mais à cet âge il faut une si longue patience de la part du strabique et de celle... du médecin que Javal conclut que bien peu de gens sont dignes de tant de peines!

Et c'est à cette conclusion que l'on arrive trop souvent si l'on traite *médicalement* des enfants âgés et des adultes. Il n'en est pas de même lorsque l'on traite de petits enfants. Worth a eu le grand mérite d'insister sur l'importance de la précocité de l'éducation de la vision binoculaire, précocité qui est la condition et le gage du succès.

On peut faire porter au petit strabique sa correction optique dès l'âge de trois ans, empêcher chez lui le développement de l'amblyopie, créer en quelques séances (à l'aide d'exercices amusants de stéréoscopie), la diplopie, le besoin de voir simple, développer le réflexe rétinien de convergence.

*
* *

Cette méthode donne toujours des résultats heureux. Souvent le succès est complet et beaucoup de strabismes ainsi traités sont entravés dans leur développement et rapidement guéris. Mais, alors même que la guérison complète ne serait pas obtenue dans le jeune âge, *l'aptitude au fusionnement des images rétiniennes est définitivement acquise.* De même on ne désapprend pas à monter à bicyclette ou à nager.

Par l'éducation précoce du strabique on prépare *la guérison vraie* post-opératoire s'il devient un jour nécessaire de redresser chirurgicalement les globes oculaires.

Le médecin ne convaincra sans doute pas les mamans qu'un enfant de deux ans peut, comme le prescrit Worth, porter des lunettes ; elles redouteront à tort des accidents, mais il conseillera de commencer le traitement optique et orthoptique du strabisme vers l'âge de trois ou quatre ans au plus tard.

Ce conseil épargnera souvent à l'enfant une opération chirurgicale qui deviendrait nécessaire quand les altérations musculaires seraient établies.

Le traitement précoce est d'autant plus sage qu'il s'agit seulement *au début* d'aplanir les difficultés que le petit strabique rencontre dans l'éducation toute spontanée chez les enfants normaux de la vision binoculaire.

On admettra facilement, d'ailleurs, qu'il est plus simple de faire dans le jeune âge l'éducation de la vision binoculaire que de faire plus tard la rééducation... d'une fonction qui n'a jamais existé [1].

1. Pour plus de détails sur les Strabismes, voy. R. Onfray, *Manuel des Strabismes*, in-8°, Paris, Steinheil, 1909.

XXIX

LES IDÉES ACTUELLES SUR LE TRAITEMENT OPÉRATOIRE DU STRABISME CONVERGENT

Les limites du traitement médical. — Les insertions des muscles oculomoteurs. — La ténotomie et les avancements. — Inconvénients ou avantages des diverses opérations (supériorité des avancements). — Opérations sur les deux yeux. — Indications opératoires.

— Ce serait pourtant une grave erreur de croire, comme le disent quelques-uns, que l'on n'opère plus le strabisme.

Le nombre des cas chirurgicaux reste très grand ; l'ancienneté de la déviation, l'impossibité de faire l'éducation de la vision binoculaire ou même l'insuccès des tentatives d'éducation, obligent à opérer beaucoup de strabiques.

Voulez-vous des exemples? S'il s'agit d'un enfant pauvre ou de petite condition, les parents n'auront ni les moyens ni le loisir de lui faire faire des exercices.

S'il s'agit d'une fillette riche, la maman préférera souvent une opération au port permanent des verres correcteurs de l'hypermétropie et de l'anisométropie.

Enfin, il s'en faut que l'on réussisse dans tous les cas

l'éducation artificielle et méthodique de la vision binoculaire des jeunes strabiques. L'opération est souvent un adjuvant indispensable des méthodes orthoptiques.

Nous ignorons la nature même du strabisme non paralytique ; tous les traitements en sont empiriques. Or, l'expérience ne condamne pas, au contraire, un traitement chirurgical bien compris et bien exécuté.

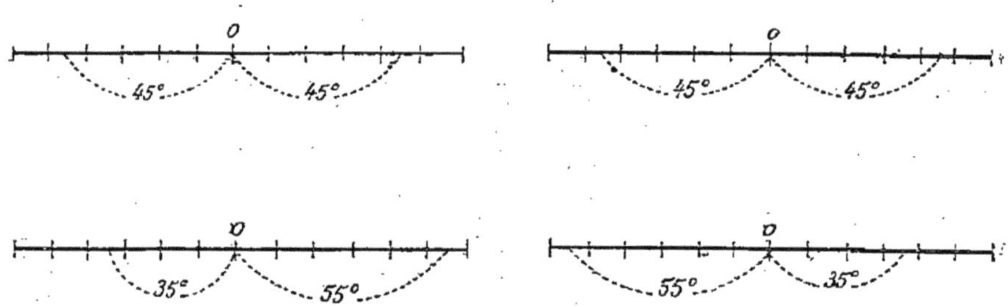

FIG. 100. — Schéma du champ du regard normal et schéma du champ du regard d'un strabique.

L'éclectisme doit être le principe du traitement du strabisme.

— Mais alors quand faut-il opérer et comment opérer ?

— Les indications opératoires dans un cas donné sont souvent difficiles à apprécier. L'étude du champ du regard, c'est-à-dire la mesure de l'excursion des globes oculaires du strabique, sert de base aux indications opératoires. Les deux schémas ci-joints du champ du regard d'un de nos malades suffiront à vous montrer ses altérations chez un strabique (*fig.* 100).

Il suffit que vous connaissiez d'une façon générale les idées actuelles sur le traitement chirurgical du strabisme.

Elles peuvent se résumer en ceci : l'on corrige de plus en plus la déviation par les avancements musculaires que l'on substitue ou, tout au moins, que l'on associe à la vieille opération de la ténotomie.

— Pourquoi ?

— Pour plus de clarté, raisonnons sur un cas de strabisme convergent dont le globe oculaire est dévié en dedans d'une vingtaine de degrés environ. Nous voulons le redresser chirurgicalement.

Vous savez que deux muscles produisent les mouvements de latéralité de l'œil, le muscle droit interne est adducteur, le muscle droit externe est abducteur; tous deux agissent dans un plan horizontal.

En principe, pour corriger la déviation nous aurons le choix entre trois manières d'agir : soit diminuer la traction du droit interne, soit augmenter la traction du droit externe, soit, enfin, combiner ces deux moyens.

— Mais comment agir sur les muscles?

— Vos connaissances anatomiques vous permettront de comprendre comment on modifie la traction des muscles.

Rappelez-vous qu'ils s'attachent au globe oculaire par deux systèmes d'insertion :

1° Leur tendon direct s'implante sur la sclérotique à 7 millimètres environ du limbe scléro-cornéen ;

2° Des expansions latérales parties de la gaine fibreuse se confondent avec la capsule qui entoure le globe. (Voyez schéma, *fig.* 101.)

L'opération de la TÉNOTOMIE consiste à sectionner au ras du globe l'insertion tendineuse en respectant la gaine et ses expansions latérales. Le muscle désinséré subit, du fait de son élasticité, une rétraction vers le sommet de l'orbite, mais sa gaine le maintient appliqué sur le globe et la cicatrisation l'y fixe en arrière de son insertion primitive. La ténotomie produit donc un reculement de l'insertion tendineuse.

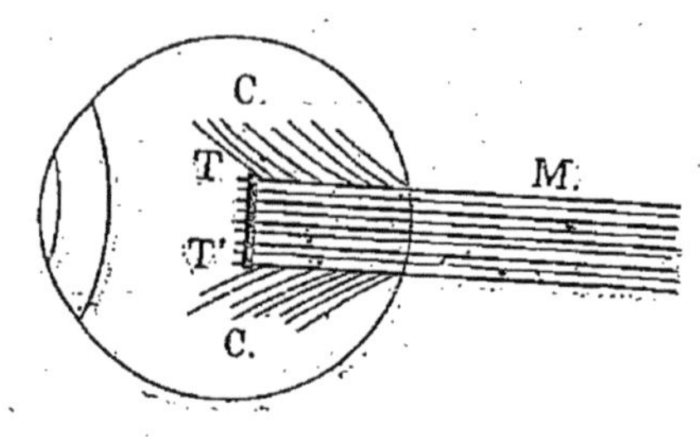

Fig. 101. — Ce que l'on sectionne dans la ténotomie et ce que l'on épargne.

TT'. Insertion du tendon sectionnée. — CC'. Expansion de la capsule épargnée et continuant à fixer sur le globe le muscle qui après l'opération n'est que reculé.

L'opération, ou plutôt les opérations d'AVANCEMENT sont l'opposé même de la ténotomie. On peut, sans désinsérer le muscle, passer des fils dans les expansions latérales de la gaine et suturer ces expansions près du limbe scléro-cornéen. On détermine ainsi une sorte de plissement cicatriciel : c'est *l'avancement capsulaire de de Wecker.*

On peut détacher le muscle de son insertion, passer des fils dans son extrémité détachée et le suturer près du limbe. C'est *l'avancement musculaire proprement dit.*

On peut enfin désinsérer le muscle, en réséquer 2 à 5 millimètres et le suturer ensuite près du limbe. C'est *l'avancement musculaire avec résection.*

Voilà comment on peut agir sur les muscles !

— Cette opération de l'avancement me paraît difficile.

— Vous avez raison. La ténotomie a l'avantage de la simplicité; les avancements sont des opérations plus délicates. Toutefois ils présentent de tels avantages que nous les préférons au reculement.

— Cette préférence tient-elle à l'efficacité plus grande de ces avancements?

— Non, car la ténotomie corrige une déviation de 10 à 15° au maximum. Les avancements capsulaires corrigent à peine 5°, les musculaires 10° et il faut un avancement avec résection pour corriger une vingtaine de degrés.

Mais *la ténotomie a des inconvénients physiologiques graves et des résultats éloignés médiocres*, tandis que *les avancements bien exécutés sont des opérations physiologiquement utiles.*

Le reculement, diminuant l'enroulement du muscle sur le globe, restreint son champ d'action : diminution de l'adduction dans l'exemple choisi.

Il en résulte une parésie musculaire et un véritable strabisme paralytique. C'est ce strabisme paralytique, de sens opposé à la déviation initiale, qui constitue l'avantage esthétique immédiat de la ténotomie. La déviation opératoire compense la déviation strabique initiale. Mais ce strabisme paralytique résultant du reculement est définitif, d'où un inconvénient esthétique éloigné et un inconvénient physiologique permanent.

Un inconvénient esthétique, car la déviation parétique opératoire persisterait encore alors même que le développement de la tête et l'écartement des orbites auraient amené le redressement spontané de l'œil louche. Il en résulterait une déviation secondaire opposée à la précédente, et il ne saurait donc être question de ténotomie chez les jeunes enfants. L'avenir esthétique d'un strabique opéré par ténotomie est impossible à prévoir.

Un inconvénient physiologique, car la parésie permanente résultant du reculement entravera grandement dans la suite la convergence nécessaire à la vision binoculaire. Si quelqu'espoir subsiste de rétablir une vision binoculaire normale, il ne saurait donc être question de faire la ténotomie.

Les avancements, au contraire, sont des opérations sûres et des opérations essentiellement physiologiques.

Ce sont des opérations sûres parce que l'on peut toujours obtenir une correction suffisante en réséquant une partie du muscle à avancer et en plaçant solidement les points de suture. Cette correction suffisante n'entraîne jamais les déviations secondaires qui sont le danger des ténotomies.

Les avancements sont de plus essentiellement physiologiques, parce qu'en augmentant le champ d'action du muscle avancé ils ne diminuent en rien celui du muscle antagoniste. Ainsi, en avançant solidement un droit externe, on ramène l'abduction du globe de 30 à 40°, par exemple, sans modifier en rien l'amplitude de l'adduction.

On voit donc que les avancements sont des opérations régulatrices de la convergence qui peuvent être associées dès le jeune âge aux méthodes d'éducation de la vision binoculaire.

Une ténotomie très prudente est parfois associée à un avancement de l'antagoniste, l'avancement restant quand même le plus important. Le résultat apparent peut être bon, mais les résultats fonctionnels sont généralement médiocres. C'est une opération esthétique.

— Autre question. Nous avons vu les oculistes opérer les deux yeux. Est-ce absolument néceesaire, car les familles comprennent mal qu'on opère aussi « l'œil qui ne louche pas »?

— La *bilatéralité de l'opération* est faite systématiquement par un petit nombre d'oculistes qui disent : « Le strabisme étant une affaire de vision binoculaire, c'est-à-dire une maladie bilatérale, il faut répartir la correction entre les deux yeux. »

Il est parfaitement exact que chez un strabique les deux yeux louchent. Si vous couvrez l'œil fixateur, vous constatez que l'œil dévié se redresse et que l'œil couvert se dévie à son tour derrière l'écran. Autrement dit, la déviation strabique est toujours alternante, soit spontanément, soit par un artifice. Le principe de l'opération bilatérale est donc juste, mais il faut en faire une application judicieuse.

Un avancement unilatéral peut suffire quand on ne cherche qu'une correction esthétique. Au contraire, l'expérience prouve qu'en cas de forte déviation et quand on a l'espoir de rétablir la vision binoculaire, les avancements des deux droits externes donnent d'excellents résultats.

*
* *

Les CONCLUSIONS PRATIQUES que vous pouvez tirer de cette discussion un peu longue sont donc les suivantes :

La vieille *ténotomie* corrige, souvent mal, la déviation; elle est suivie fréquemment d'un strabisme secondaire de sens opposé à la déviation initiale.

Elle ne doit jamais être faite chez de jeunes enfants, et jamais quand on a l'espoir d'une guérison vraie, c'est-à-dire de rétablir la vision binoculaire.

Les avancements sont des opérations plus délicates, mais excellentes en tout point.

Quand on veut obtenir une forte correction et surtout lorsque l'on a l'espoir de rétablir la vision binoculaire, il est souvent utile de faire un avancement des muscles des deux yeux.

Chaque cas a donc ses indications propres. C'est de la clinique spéciale et de la plus complexe.

XXX

STRABISME DIVERGENT

Strabisme divergent et myopie.— Divergence secondaire. — Strabisme divergent et amblyopie. — La correction optique et les exercices. — La correction esthétique.

Vous serez consultés par des personnes qui louchent en dehors et un rapide interrogatoire vous fera reconnaître que ces strabiques divergents appartiennent à l'une des catégories ci-dessous :

Les uns vous diront qu'ils sont myopes de longue date, mais que depuis quelque temps leur œil tourne en dehors, surtout dans la vision rapprochée.

Les autres sont d'anciens strabiques convergents dont l'œil primitivement tourné en dedans s'est redressé puis finalement s'est dévié en dehors.

Certains de ces ex-convergents, ont été opérés par ténotomie, ils n'y voient pas de l'œil dévié ; certains ont une vision alternante, ils se servent d'un œil pour voir de près et de l'autre pour voir au loin.

D'autres enfin sont des borgnes ou des presque borgnes qui, par les causes les plus diverses, n'y voient pas ou y voient très mal de l'œil dévié vers l'oreille.

Les conseils à donner à ces divers malades sont très différents.

*
* *

Au *myope strabique* faites espérer qu'une bonne correction optique pourra peut-être suffire.

Le strabisme externe proprement dit est associé à la myopie. C'est encore Donders qui a insisté sur ce point. La convergence et l'accommodation sont intimement associées. Un myope fort, dont l'œil est construit pour y voir de près, n'accommode pas et sa convergence devient du même coup paresseuse. Cela le fatigue d'autant plus qu'il lui faut regarder de plus près et qu'il aurait besoin de converger davantage. Il abandonne la partie et ne regarde que d'un œil, l'autre diverge.

En fait, Donders a montré que la divergence du myope est le résultat d'un ensemble de facteurs plus complexes, mais ce schéma théorique suffit pour vous rappeler que les myopes tendent à loucher en dehors.

De bons verres peuvent entretenir la convergence du myope et rendre également nettes les images vues par chaque œil. Des exercices de convergence au diploscope empêchent l'œil de se dévier.

Mais si ces moyens médicaux ne réussissent pas et que l'insuffisance de convergence du myope continue à le faire voir double, il peut être indiqué d'avancer les deux muscles droits internes, opération essentiellement physiologique.

*
* *

A l'*ancien strabique convergent* devenu divergent et qui a un œil amblyope, c'est d'opération esthétique qu'il faut parler (Avancements des droits internes).

A celui qui a une vision alternante ne faites pas trop espérer de la seule correction optique un résultat satisfaisant, il faut le plus souvent deux choses : le port des verres et l'avancement musculaire. Ces cas sont, d'ailleurs, particulièrement difficiles...

*
* *

Au borgne ou à *l'amblyope* parlez encore d'emblée d'opération et dites-lui : « on ne peut obtenir chez vous qu'une correction de la petite difformité ».

En effet, la position de repos du globe est en strabisme externe ; cet œil qui ne voit pas prend la position naturelle du repos.

Il est probable, qu'une opération unilatérale, avancement du droit interne avec ténotomie du droit externe, donnera le résultat esthétique cherché.

Le strabisme préoccupe beaucoup les parents et les malades et l'on vous saura gré d'avoir des idées claires sur cette question complexe, délicate et hautement pratique. Il ne faut pas se borner à dire, comme on le dit trop souvent : « Le traitement du strabisme, ce n'est rien, c'est un petit tendon à couper ! ». Ces causeries, un peu trop longues peut-être, vous auront montré que ce n'est pas souvent cela, mais que c'est toujours beaucoup d'autres choses encore.

XXXI

DANGERS DE LA MYOPIE

Préjugés relatifs à la myopie. — Complications de la myopie. — Myopie et scoliose. — Strabisme divergent. — Chorio-rétinite maculaire. — Décollement de la rétine. — Avantages d'une correction exacte et complète du vice de réfraction.

Sans doute, vous ne partagez pas ces préjugés encore assez répandus que les yeux myopes sont les meilleurs et qu'ils s'améliorent en vieillissant.

Ces préjugés s'expliquent.

L'*œil myope* est un œil trop long, dans lequel les rayons lumineux venant de l'infini font leur foyer en avant de la rétine. Construit pour la vision rapprochée, cet œil voit bien de près sans accommoder et ne ressent pas — ou tardivement — les inconvénients de la presbyopie (*fig.* 102).

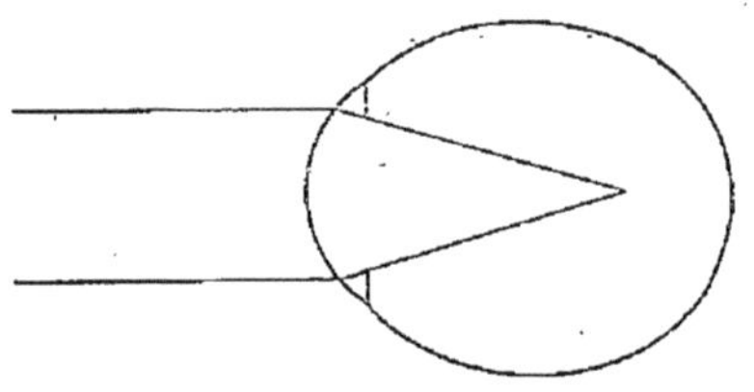

Fig. 102. — Œil myope.

C'est un maigre avantage comparé aux inconvénients et aux dangers de la *myopie*.

Ne parlons pas de l'inconvénient qu'il y a à ne pas

voir de loin. Le malade, en prenant des verres au hasard, l'atténue. Ignorant qu'il est des complications possibles, il croit avoir fait le nécessaire.

Un médecin qui n'aurait qu'une idée purement physique de ce qu'est la myopie le croirait aussi ; mais non pas celui qui sait que la myopie est une maladie chronique retentissant indirectement sur la santé générale, s'aggravant et se compliquant trop souvent (*myopie progressive*).

*
* *

La myopie non corrigée, — ou mal corrigée, — entraîne l'écolier à prendre une attitude penchée, d'où scoliose, déformation thoracique. C'est de l'orthopédie ; parlons seulement des yeux.

La myopie produit des troubles de la vision binoculaire et surtout des lésions graves du fond de l'œil.

*
* *

Par le mécanisme que vous savez (voir strabisme divergent), le myope perd sa vision binoculaire.

1° Comme il est obligé de regarder de très près, il demande à ses muscles oculo-moteurs internes un effort permanent et exagéré de convergence ;

2° Comme il n'accommode pas, il n'est pas incité à converger et ne bénéficie pas de l'habituelle synergie de la convergence et de l'accommodation, acquise par l'espèce ;

3° Il a de grands globes oculaires allongés et saillants dont la rotation est difficile.

Voilà autant d'obstacles qui entraînent l'insuffisance de convergence : au début, le myope voit trouble, double, dans la vision rapprochée. Mais bientôt, il s'aperçoit que ce trouble disparaît s'il ferme un œil et, consciemment ou non, il se met à regarder d'un seul œil, du meilleur, dans la vision rapprochée et dévie l'autre largement vers l'oreille, ce qui, reportant la fausse image vers la périphérie, supprime la gêne produite par la diplopie.

Ce strabisme externe du myope produit donc la fatigue de l'œil utilisé par le travail et est fort laid.

Mais il y a pire.

*
* *

Les lésions du fond de l'œil sont plus graves et souvent plus précoces... Regardez la figure 103 : c'est un fond d'œil myope.

A côté de la papille, du côté temporal, voyez-vous ce *croissant* blanc jaunâtre? C'est ce que l'oculiste appelle assez improprement *staphylome postérieur;* il vaut mieux dire : *croissant myopique d'atrophie chorio-rétinienne.* A ce niveau, les membranes profondes sont tiraillées, distendues. Elles ont perdu leur sensibilité.

C'est à coup sûr une lésion en partie mécanique, conséquence tout au moins de l'allongement du globe. Nous ignorons pourquoi certains yeux ont cette faiblesse de leurs tissus profonds, mais nous en connaissons bien les conséquences et nous savons qu'il n'est pas rare de voir s'étendre l'atrophie choroïdienne tout autour de la papille.

Les petits foyers jaunes, noirs et blancs qui débordent le croissant, indiquent diverses lésions de choroïdite. Ils peuvent devenir confluents ; certains

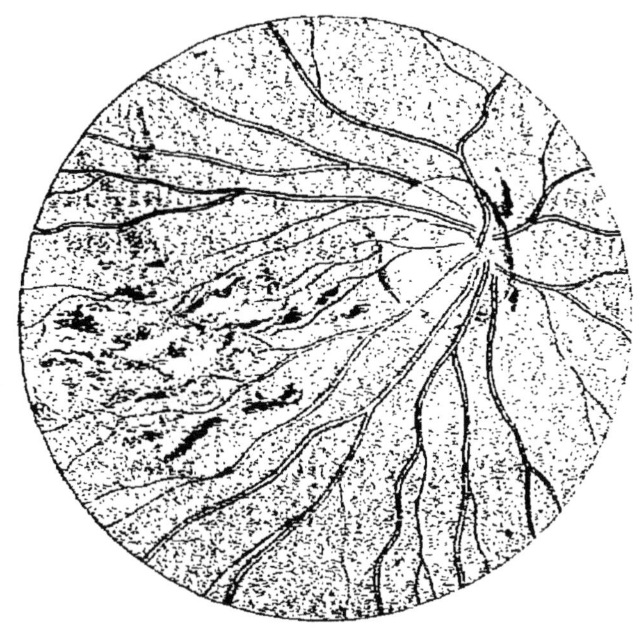

Fig. 103. — Fond d'œil myope.

peuvent altérer la région maculaire et provoquer d'abord une déformation des images (métamorphopsie), puis un scotome central dont nous avons déjà parlé.

Le *scotome central*, *chorio-rétinite maculaire*, voilà la première complication grave de la myopie. Il rend l'œil sinon aveugle, du moins absolument inutilisable pour la lecture ou l'écriture. Il s'observe surtout dans les myopies fortes.

L'autre danger, c'est le *décollement de la rétine*. A l'encontre du précédent, il peut apparaître même dans les myopies moyennes. Il se traduit par la suppression brusque d'un morceau du champ visuel. Nous vous en avons déjà parlé.

N'insistons pas sur son mécanisme. Trop souvent le décollement se complète et alors c'est la cécité vraie de cet œil, il ne perçoit plus la lumière.

— Mais, direz-vous, toutes les myopies ne sont pas également graves, il en est de stationnaires.

— Oui, heureusement! mais seuls, des examens de la réfraction et des examens ophtalmoscopiques permettent de les reconnaître.

D'autre part, si l'oculiste ne peut pas grand'chose quand on lui amène une choroïdite maculaire ou un décollement de la rétine, il peut beaucoup sur l'évolution même de la *myopie progressive*.

Prenons un jeune garçon qui voit mal au tableau et se penche sur ses livres, qui cligne quand on lui dit de regarder au loin. Celui-là a absolument besoin d'un examen oculaire. En corrigeant *d'une façon exacte et complète sa myopie* et l'astigmatisme qui peut la compliquer, on a, en effet, chance d'en enrayer la progression ; et ainsi on empêchera le développement des lésions du fond de l'œil qui souvent encore ne sont qu'ébauchées.

Ce choix des verres initial, vous le faites faire d'ordinaire, mais trop souvent on s'en tient là. Le jeune homme augmente lui-même le numéro de son lorgnon, l'adulte fait de même, jusqu'au jour où *des mouches volantes*, corps flottants du vitré, viennent lui donner l'alarme.

Il est nécessaire, au contraire, que le myope montre son œil à l'oculiste, régulièrement, tous les deux ou trois ans.

On fait bien, et à juste titre, surveiller une bouche normale par un dentiste ; à plus forte raison ne doit-on pas négliger la surveillance d'un œil malade.

Le médecin doit prêcher aux myopes l'hygiène oculaire et détruire cette légende de la bénignité de la myopie qui a été créée, c'est le cas de le dire, par des gens à courte vue.

XXXII

INCONVÉNIENTS DE L'HYPERMÉTROPIE ET DE LA PRESBYTIE

Strabisme, céphalée, blépharite des hypermétropes. — Œil hypermétrope. — Rôle de l'accommodation dans l'hypermétropie. — Utilité de l'atropinisation. — Presbytie. — Accommodation et réfraction.

L'HYPERMÉTROPIE du petit enfant vous sera souvent révélée par l'apparition d'un strabisme convergent. Vous connaissez les avantages d'une correction optique précoce mais, heureusement, tous les hypermétropes ne louchent pas et ce sont des troubles plus tardifs qui font rechercher s'il existe un vice de réfraction.

Si l'un de vos petits clients a des maux de tête fréquents, si ses paupières présentent de la blépharite chronique, même s'il ne se plaint pas directement des yeux, pensez à l'hypermétropie.

Le jeune hypermétrope a, en général, une figure large, des yeux écartés, des globes oculaires de faible volume et des cornées petites. Cet aspect doit vous confirmer dans la nécessité de faire la réfraction.

Vous savez que l'œil hypermétrope est un œil naturellement trop court, dans lequel un faisceau de rayons lumineux venant de l'infini forme son foyer en arrière de la rétine (*fig.* 104). L'hypermétrope remédie à cet inconvénient par un effort d'accommodation : en faisant bomber son cristallin, il ramène le foyer conjugué de l'infini sur sa rétine. Mais, en deçà de 5 mètres et à plus forte raison pour la lecture ou le travail rapprochés, l'effort accommodatif devient très fatigant et parfois impuissant. D'où fatigue oculaire que nous dénommons *asthénopie accommodative.*

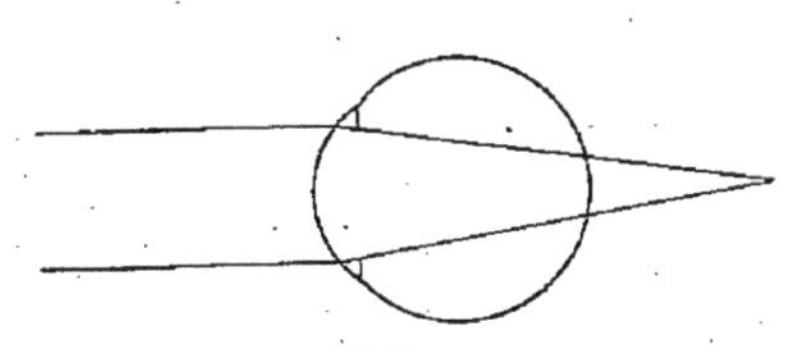

Fig. 104. — Œil hypermétrope.

La prescription de verres *convexes* pour près supprime cette fatigue et facilite le travail.

L'enfant retirera donc un grand profit de l'examen de ses yeux.

*
* *

Mais il arrive que l'enfant est tellement habitué à accommoder pour corriger son hypermétropie qu'il la dissimule jusqu'à un certain point par un effort permanent d'accommodation (*hypermétropie latente*). L'examen de la réfraction ne montre plus que l'*hypermétropie manifeste.*

En termes techniques, nous disons que l'hypermétropie totale est transformée en hypermétropie manifeste par l'effort accommodatif correcteur de l'hypermétropie latente.

Ne vous étonnez donc pas si l'oculiste ne choisit pas

les verres du premier coup, mais fait au préalable une cure d'atropine. C'est dans le but de se débarrasser des incessants changements de mise au point qui résultent des efforts accommodatifs du patient. Il paralyse ainsi temporairement l'accommodation et peut ensuite, tout à son aise, mesurer l'hypermétropie totale.

C'est le seul moyen de donner à l'enfant une correction optique appropriée à porter constamment ou seulement pour le travail.

*
* *

Plus souvent des hypermétropes moyens ne commencent à être gênés pour le travail de près que vers vingt-cinq ou trente ans, ou même plus tard, suivant leurs occupations. Ici encore, que les maux de tête, les blépharites, vous fassent penser à cette presbytie avant l'âge. Des verres sphériques convexes portés dans le travail feront cesser tous leurs ennuis.

*
* *

Le public a des idées vagues sur la PRESBYTIE ; il confond souvent presbytie et hypermétropie et s'étonne qu'un myope puisse devenir presbyte.

On vous dira :

— Docteur, comment un enfant peut-il être presbyte ?

— Votre enfant n'y voit pas bien de près sans fatigue ou sans verres. Une personne de cinquante ans ne voit pas non plus bien, de près, sans verres. Ils se ressemblent en cela.

Mais cet inconvénient a, chez eux, une cause différente. Chez l'enfant à vue longue, l'œil est construit d'une certaine manière, il est trop court, trop petit.

Chez le presbyte, il y a perte de la souplesse du cristallin, perte qui se produit chez tout le monde après cinquante ans.

Voilà tout ce que vous aurez à dire à vos clients.

Pour vous, rappelez-vous que l'*accommodation* est une fonction de mise au point par modification des courbures du cristallin. Cette fonction est générale et nécessaire à tous dans la vision rapprochée.

Un emmétrope utilise d'une façon moyenne son accommodation pour la vision rapprochée. Chez lui, la perte de la souplesse cristallinienne n'est évidente que vers la cinquantaine.

L'hypermétrope, au contraire, utilise au maximum l'élasticité cristallinienne ; il ressent dès l'enfance les inconvénients de l'effort accommodatif.

Le myope faible, enfin, peut avoir besoin d'utiliser l'accommodation cristallinienne pour la lecture. C'est en ce sens qu'il peut ressentir les inconvénients de la presbytie. Le myope fort au contraire n'a que faire d'accommoder.

*
* *

L'hypermétropie et la presbytie ont donc pour inconvénient principal d'obliger à porter des verres; elles ne se compliquent pas d'accidents graves.

A la question un peu naïve, mais si fréquente : « Docteur, lequel vaut mieux, être myope ou presbyte? » Il faut donc répondre : Tandis qu'une myopie forte peut faire perdre la vue, l'hypermétropie et la presbytie présentent plutôt des inconvénients que des dangers.

XXXIII

FAUX MYOPES ET ASTIGMATISME
LES ORDONNANCES DE VERRES. LES LUNETTES

Fréquence de l'astigmatisme. — Définition et nature de l'astigmatisme. — Détermination subjective de l'astigmatisme. — Notions élémentaires sur les variétés d'astigmatisme. — Ordonnances d'oculiste. — Lunettes et montures de lunettes.

Le public attribue à la myopie tous les troubles de la vision éloignée.

Cette idée fausse conduit à prendre des verres concaves qui sont ou insuffisants ou contre-indiqués. Apprenez à vos clients à ne jamais se contenter d'un examen purement subjectif.

Le *faux myope* est quelquefois un hypermétrope faible qui se surcorrige en accommodant; plus souvent c'est un astigmate et les astigmates sont légion. Ils constituent le gros élément de la clientèle des oculistes. Il est bon qu'un médecin général ait des notions précises sur l'ASTIGMATISME.

L'étymologie grecque du mot veut dire qu'un point lumineux ne forme jamais dans l'œil astigme un foyer unique.

Cet état dioptrique peut résulter d'une *déformation cornéenne*, c'est la règle. Plus rarement, et pour une très faible part, d'une *déformation cristallinienne.*

La cornée astigme subit une déformation analogue à celle d'une petite balle de caoutchouc dure qui serait légèrement comprimée entre le pouce et l'index. Cette pression aurait pour résultat d'accroître la courbure entre les deux points comprimés et de diminuer la courbure perpendiculaire. Autrement dit, ces deux courbures prendraient un rayon différent, l'un minimum, l'autre maximum.

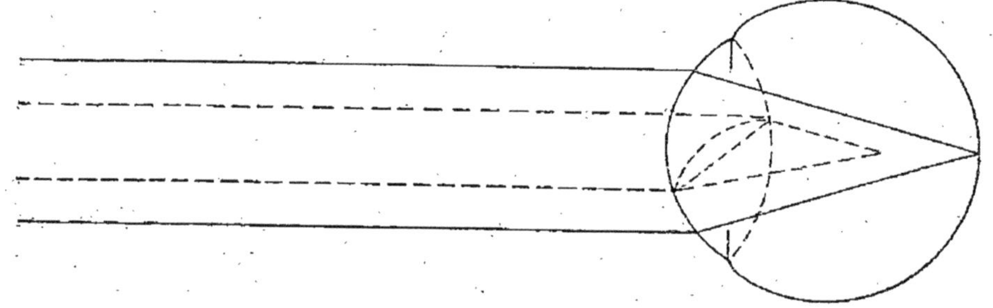

FIG. 105. — Réfraction d'un faisceau de rayons parallèles dans les deux méridiens principaux d'un œil astigmate.

Dans la cornée astigmate, il existe *deux méridiens principaux*, l'un plus convergent, l'autre moins convergent, *perpendiculaires* l'un à l'autre ; tous les méridiens intermédiaires ont une réfringence progressivement croissante ou décroissante suivant l'ordre dans lequel on les envisage.

Un pareil état peut être corrigé par un *verre cylindrique* dont l'axe a une action dioptrique nulle et dont la courbure perpendiculaire à l'axe a une action dioptrique maxima.

Le schéma (*fig.* 105) rappelle à votre esprit ces notions élémentaires d'optique que vous connaissez.

*
* *

Les astigmates ressentent souvent dans l'intérieur de leur œil une sorte de pesanteur qu'ils signalent à

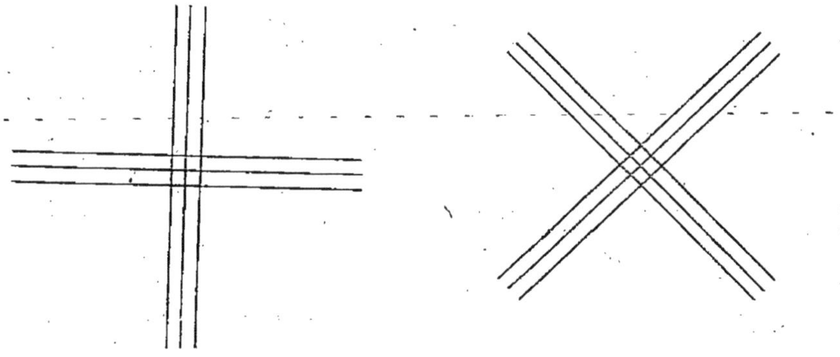

Fig. 106. — Vision normale des branches formées par trois traits parallèles d'une croix verticalement ou obliquement placée.

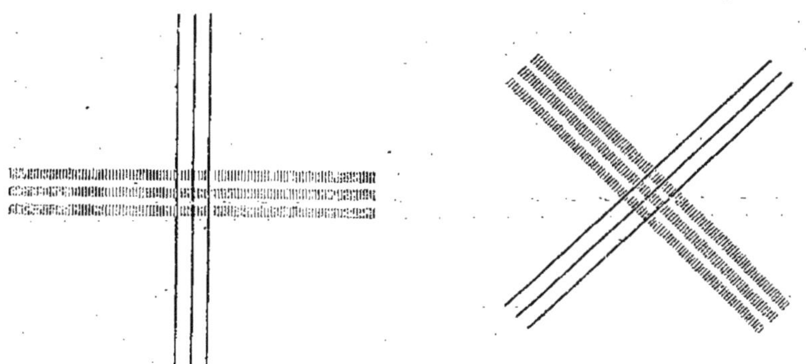

Fig. 107. — Vision par un œil astigmate des branches de cette même croix.

leur médecin. Elle est due à la fatigue de l'accommodation. Le muscle ciliaire, sans doute, en faisant basculer le cristallin, peut compenser dans une certaine mesure, par ses contractions, l'astigmatisme cornéen. Cette gymnastique fatigante est possible chez les enfants qui corrigent ainsi le défaut de courbure de leur cornée, mais elle devient pénible et difficile avec l'âge.

Dans votre pratique, chez un individu dont l'œil est fatigué, pesant, douloureux, vous avez un moyen simple de reconnaître l'astigmatisme. Faites-lui regarder d'un bout à l'autre de votre cabinet une croix dont les branches sont constituées par trois lignes parallèles (*fig.* 106). Si votre malade est franchement astigmate, il ne verra nettement qu'une des branches de la croix. L'autre sera grise, confuse, les trois lignes consécutives ne se détacheront pas (*fig.* 107).

La correction de l'astigmatisme est chose fort délicate et exige une connaissance approfondie de la réfraction, une instrumentation perfectionnée (ophtalmomètre de Javal et Schiötz).

Il vous suffira de connaître la définition des termes :

On appelle *astigmatisme régulier* celui qui présente deux méridiens principaux perpendiculaires. Il s'oppose à *l'astigmatisme irrégulier* des cornées dont la forme a été modifiée par une taie et dont les surfaces ne présentent plus de courbures géométriques régulières.

Ne confondez pas avec *astigmatisme selon la règle* et *astigmatisme contraire à la règle*. Le premier, ou direct, est celui dont le méridien vertical est plus convergent que le méridien horizontal ; le second, ou inverse, a au contraire un méridien horizontal plus convergent et un méridien vertical moins convergent.

L'astigmatisme à axes obliques est celui dont les deux méridiens principaux, toujours perpendiculaires entre eux, sont obliques par rapport à la verticale.

Nous parlons *d'astigmatisme myopique simple* quand l'un des deux méridiens principaux est myope et l'autre emmétrope ; *d'astigmatisme myopique composé*, quand les deux méridiens principaux sont myopes ; *d'astigmatisme hypermétropique simple*, quand un méridien est hypermétrope et l'autre emmétrope ; *d'astigmatisme hypermétropique composé*, quand les deux méridiens principaux sont hypermétropes ; enfin *d'astigmatisme mixte*, quand un méridien principal est myope et l'autre hypermétrope.

Ces définitions, qui ont l'air d'être tirées d'un dictionnaire, vous font assez pressentir les difficultés de la correction par les verres cylindriques ou sphéro-cylindriques suivant les cas.

Apprenez seulement à voir sur une ordonnance d'oculiste s'il s'agit d'une prescription cylindrique :

O.D. = (0° — 2) dioptries.
O.G. = (0° — 1.75) dioptries.

ou sphéro-cylindrique :

O.D. = (15° — 1.50) + 1.50 d.
O.G. = (165° — 1.75) + 1.50 d.

C'est là cela que vous reconnaîtrez que votre client est astigmate.

Les verres cylindriques sont indiqués entre parenthèses : le premier chiffre donne la direction de l'axe en degrés d'angle par rapport à l'horizontale ; le second, la valeur dioptrique du cylindre.

Les chiffres placés en dehors de la parenthèse indiquent la valeur du verre sphérique combiné au cylindre.

Dans la parenthèse, comme en dehors d'elle, + veut dire verre convexe et — verre concave.

Insistez près de vos clients pour qu'ils aient des verres bien centrés, répondant exactement au centre de la pupille.

Dites-leur l'importance d'une monture bien fixe sur la racine du nez et qui ne déplace pas, en basculant, l'axe des cylindres.

Les médecins doivent faire la guerre à ces lorgnons ou à ces lunettes placés n'importe comment devant les yeux... ou loin d'eux.

Mais, quand les verres auront été bien choisis et montés, il vous faudra encore prêcher la patience. On est longtemps à perdre des habitudes physiologiques et les amétropes ont souvent besoin de constance pour s'habituer à porter des verres dont ils ressentiront plus tard le grand bienfait.

XXXIV

MAUX DE TÊTE ET APPAREIL VISUEL

Maux de tête des hypermétropes et des astigmates. — Mal de tête et insuffisance de convergence. — Migraine ophtalmique et hygiène gastro-intestinale. — Migraine ophtalmoplégique. — Autres céphalées associées à des troubles visuels.

Quand un malade a des maux de tête, vous savez qu'il n'est pas suffisant de lui prescrire des cachets de pyramidon, mais qu'il faut en chercher la cause.

Vous la rencontrerez souvent dans l'appareil visuel et vous trouverez deux catégories de faits : des maux de tête d'origine visuelle, des maux de tête de cause générale à retentissement visuel.

Les maux de tête d'origine visuelle, vous les connaissez bien depuis nos causeries précédentes. Demandez au malade :

« En quelles circonstances souffrez-vous? N'est-ce pas quand vous avez travaillé ou lu? »

S'il s'agit d'un comptable ou d'une couturière, ils vous diront qu'après un jour de repos, ils ne souffrent plus ou ils souffrent moins.

Quant aux sensations, ils les analysent souvent mal

et il n'y a guère que de très bons observateurs qui remarquent la pesanteur du globe oculaire lui-même.

Ce sont des *hypermétropes* ou des *astigmates*.

D'autres souffrent également dans le travail, mais ils voient double par moments et ils ont remarqué que la fatigue disparaît quand ils ferment un œil. Ce sont des malades à *insuffisance de convergence*.

Le port de verres appropriés guérit ces maux de tête-là.

*
* *

Vous voyez souvent des malades à MIGRAINE OPHTALMIQUE, ce syndrome dont on a dit qu'il est « follement fréquent ».

Quand ils ont un éblouissement précédant une céphalée hémicrânienne, suivi de nausées et de vomissements, surtout quand ces accidents se reproduisent périodiquement depuis l'adolescence, le diagnostic est facile. Le patient le fait lui-même et souvent il néglige de consulter.

Les *migraines frustes* sont un peu plus embarrassantes. Vous avez des malades chez lesquels les troubles oculaires dominent ou n'apparaissent qu'à un âge assez avancé. Ils effraient alors beaucoup le patient et son entourage.

Faites parler le malade :

Brusquement, souvent le matin au réveil, à l'occasion d'une fatigue, d'une digestion pénible ou sans cause apparente, le migraineux éprouve une sorte d'éblouissement. Une raie gris argenté scintille devant ses yeux, la lecture et le travail deviennent difficiles; il est gêné par quelque chose qui rappelle le papillotement d'un mauvais cinématographe.

Si le patient ferme les yeux, le trouble ne disparaît pas; au contraire, il peut même en apercevoir et analyser les détails. La ligne argentée ou phosphorescente existe devant les deux yeux, mais elle est située légèrement à droite ou à gauche, du même côté du point de fixation. Formée de zigzags incessamment mobiles, elle dessine, suivant la comparaison classique, le tracé d' « une fortification à la Vauban ». Cette ligne en zigzags borde, pour ainsi dire, une surface gris sombre qui a une disposition hémianopsique, temporale et plus étendue devant un œil, nasale et plus étroite devant l'autre.

D'autres fois, c'est comme une vague argentée à contours dentelés et brillants qui s'avance en papillotant devant chaque œil, s'évanouit près du point de fixation, est bientôt remplacée par une autre, et ainsi de suite.

Avec des variantes dans les expressions, ces troubles visuels ont été souvent décrits par des savants ou des médecins qui en souffraient. Tous ont indiqué la combinaison du scotome scintillant paracentral et d'un trouble hémianopsique latéral homonyme.

Au bout de cinq à dix minutes apparaît une céphalée fronto-orbitaire qui, si elle est violente et durable, ne laisse pas de doute sur le diagnostic. Mais il faut que vous sachiez la mettre en évidence quand elle est atténuée.

Il est bien rare que vous ayez affaire à des gens qui commencent une grande maladie nerveuse. Ce sont là des exceptions qui peuvent présenter un intérêt scientifique.

Mais dans la pratique, les migraineux appartiennent à cette vague classe des neuro-arthritiques. Et un fait domine chez eux, la mauvaise hygiène gastro-intestinale. A ces malades, vous rendrez un grand service en donnant des conseils d'hygiène digestive.

Faut-il voir dans le trouble vaso-moteur sympathique de la circulation des zones visuelles cérébrales une excitation émanée d'organes divers et en particulier de *l'estomac « surirrité »* (Jacquet)?

Faut-il y voir une action vaso-motrice de produits anormaux de la fermentation digestive?

Pratiquement cela n'a guère d'importance.

Ce qu'il faut, c'est dire à vos malades : « Mangez lentement, en broyant bien les aliments. Abstenez-vous des mets épicés.

« Buvez peu en mangeant, un demi-verre à chaque repas. Mais, quand la digestion est terminée, prenez vers cinq heures du soir, un grand demi-litre d'une infusion chaude en hiver, d'une boisson légère et rafraîchissante en été.

« Ainsi, vous digérerez bien, vous urinerez bien et vous laverez votre organisme. »

A ces conseils, ajoutez la prescription de laxatifs contre la constipation.

Et, l'oculistique ne perdant jamais ses droits, faites examiner les yeux du migraineux pour voir s'il n'a pas besoin de verres.

Voilà de la pratique journalière.

* * *

Les *autres maux de tête*, ceux qui apparaissent dans le GLAUCOME PRODROMIQUE, ceux qui sont suivis d'une paralysie oculo-motrice (MIGRAINE OPHTALMOPLÉGIQUE), ceux qui s'accompagnent de *stase papillaire*, ceux qui coïncident avec une *rétinite albuminurique*, ou qui précèdent la *cécité corticale transitoire des urémiques*, ne vous tromperont pas, puisque vous pensez à examiner méthodiquement l'appareil visuel.

Heureusement, ce sont là des cas plus rares.

XXXV

LARMOIEMENTS ET DACRYOCYSTITES CHRONIQUES

Larmoiement et maladies du segment antérieur de l'œil. — Larmoiements chroniques. — Éversion du point lacrymal. — Mucocèle. — Variétés de dacryocystite chronique. — Traitements : Redressement du point lacrymal. Cathétérisme et lavages. — Comparaison des voies lacrymales et des voies urinaires. — Complications à éviter. — Cures radicales.

Rien de banal comme le LARMOIEMENT ; rien de plus gênant toujours; rien de plus grave comme conséquences locales dans beaucoup de cas.

Un malade jeune ou vieux pleure. Informez-vous si ce larmoiement est récent ou ancien.

S'il est *récent*, étudiez le segment antérieur. Vous y découvrirez souvent un corps étranger de la cornée ou de la conjonctive ; de la conjonctivite aiguë ou subaiguë ; une phlyctène ou un ulcère cornéen ; plus rarement de l'iritis.

Mais, dans tous ces cas, le larmoiement passe au second plan et il n'y a guère qu'un examen superficiel qui ferait prendre l'accessoire pour le principal.

*
* *

Un adulte ou un vieillard pleure depuis quelque

temps déjà. C'était, d'abord, au grand air, dehors. C'est maintenant d'une façon à peu près constante.

L'inspection vous montre le *lac lacrymal* débordant de larmes, et si vous abaissez la paupière inférieure, vous apercevez le cul-de-sac inférieur rouge et irrité.

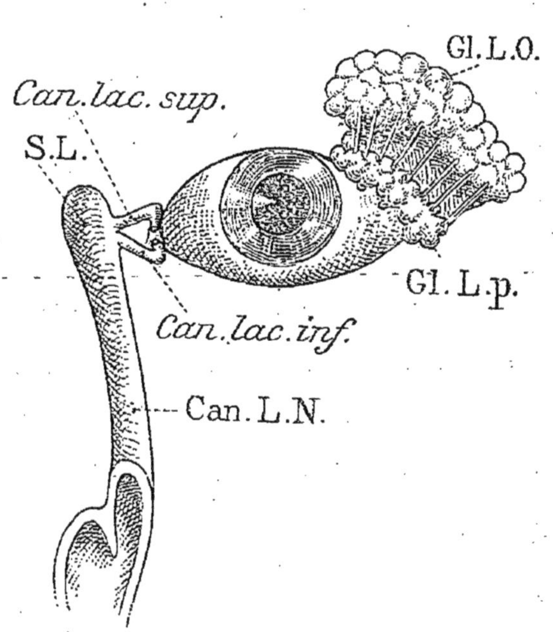

Fig. 108. — Anatomie des voies lacrymales (demi-schématique).
Gl.L.O. Glande lacrymale (portion orbitaire).
Gl.L.p. Glande lacrymale (potrion palpébrale).
Can. lac. sup. Canalicule lacrymal supérieur.
Can. lac. inf. Canalicule lacrymal inférieur.
S. L. Sac lacrymal.
Can. L. N. Canal lacrymo-nasal.

Un examen méthodique fait découvrir la cause et juger de l'importance de ce larmoiement (*fig.* 108).

Regardez le *point lacrymal inférieur*. Un point lacrymal normal et normalement placé n'est pas vu à la simple inspection. Au contraire, on l'aperçoit, d'abord de profil, puis de face lorsqu'il est éversé par suite d'une rétraction cicatricielle ou cutanée, ou plus souvent par suite d'une atonie du muscle orbiculaire. Quelle qu'en soit la cause, l'Éversion du point peut aboutir à l'Ectropion lacrymal.

Continuez l'examen. Voyez l'*angle interne de l'œil*. Il peut être d'apparence normale ou légèrement soulevé par une tuméfaction que bride en avant le petit tendon de l'orbiculaire.

Appuyez sur cette saillie.

Parfois elle résiste sous le doigt. C'est la DACRYOCYSTITE ENKYSTÉE OU MUCOCÈLE. Ici pas d'irritation, peu de larmes.

Le plus souvent, sous la pression, la saillie s'affaisse, elle se vide.

De quel côté?

C'est généralement par les points lacrymaux : DACRYOCYSTITE CHRONIQUE avec *ectasie du sac* et *refoulement*.

Ce peut être par le nez, la communication lacrymo-nasale restant établie.

Enfin le liquide peut s'écouler des deux côtés.

Notez, si vous le pouvez, la nature du liquide.

Sont-ce des larmes pures, avec seulement quelques filaments? l'infection de la muqueuse est peu profonde.

Est-ce du mucus gluant avec quelques filaments? la muqueuse est davantage infectée.

Si c'est du pus, elle l'est profondément.

Vous pouvez diagnostiquer une dacryocystite chronique avec ou sans refoulement de larmes, de muco-pus ou de pus, à la pression sur le sac.

*
* *

Pour compléter le diagnostic, il faut souvent faire une exploration des voies lacrymales.

Cette exploration comprend toute une série de manœuvres, identiques d'ailleurs aux manœuvres thérapeutiques. Ce sont *la dilatation* et *l'incision du point lacrymal*, *l'injection du liquide*, le *cathétérisme des voies lacrymales*.

Le praticien pourra avoir à les exécuter lui-même. Aussi faut-il connaître les éléments de cette petite chirurgie des voies lacrymales, surtout il faut être averti de ses accidents et de ses complications.

Rien n'est plus facile que de faire une effraction de la muqueuse et d'injecter le liquide dans le tissu cellulaire. Rien n'est plus facile que de faire une fausse route qui déchire la muqueuse et vous conduit dans l'orbite ou la joue au lieu de vous conduire dans le nez.

Ces accidents sont toujours vexants pour l'opérateur, douloureux, parfois dangereux pour le patient. On en a vu qui amenaient des abcès de l'orbite et la perte de l'œil.

Eléments de Technique

Vous pouvez vous contenter d'un outillage très simple, composé d'un dilatateur conique, d'un couteau boutonné de Weber, d'une seringue d'Anel, et de sondes de Bowmann nos 1 à 4 (*fig.* 109 à 112).

DILATATION DU POINT LACRYMAL. — Cette manœuvre est le préliminaire indispensable de toute intervention.

De l'index gauche tendez la paupière inférieure en la tirant en bas et en dehors, le point lacrymal est alors visible. Dans ce petit orifice, introduisez la pointe du stylet conique tenu de la main droite, d'abord verticalement, puis ramené horizontalement, parallèlement au bord libre de la paupière. Enfoncez, enfin, le stylet de 2 ou 3 millimètres dans le canalicule, tout en le faisant rouler entre le pouce et l'index.

INCISION DU POINT LACRYMAL. — Elle a pour conséquence de faciliter l'introduction des instruments dans les voies lacrymales.

En principe, faites toujours une petite boutonnière et non un large débridement. Instillez 2 ou 3 gouttes de cocaïne à 1/100. Tendez la paupière de la main gauche, et de la droite manœuvrez le couteau de Weber.

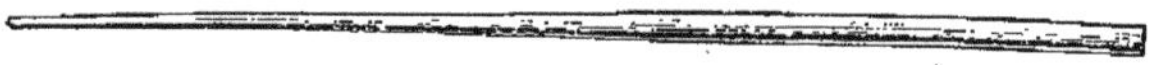

Fig. 109. — Dilatateur conique.

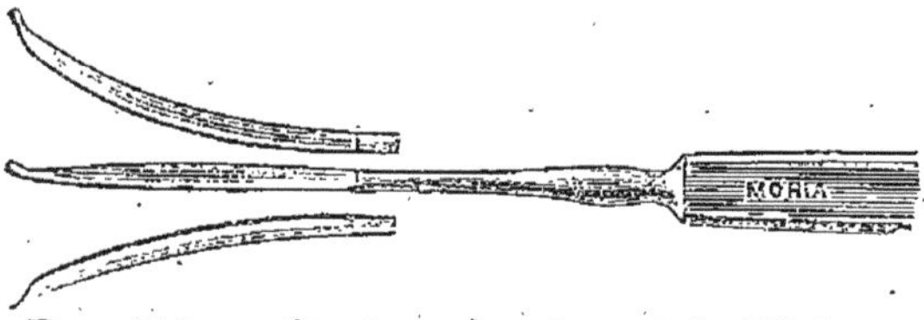

Fig. 110. — Couteau boutonné de Weber.

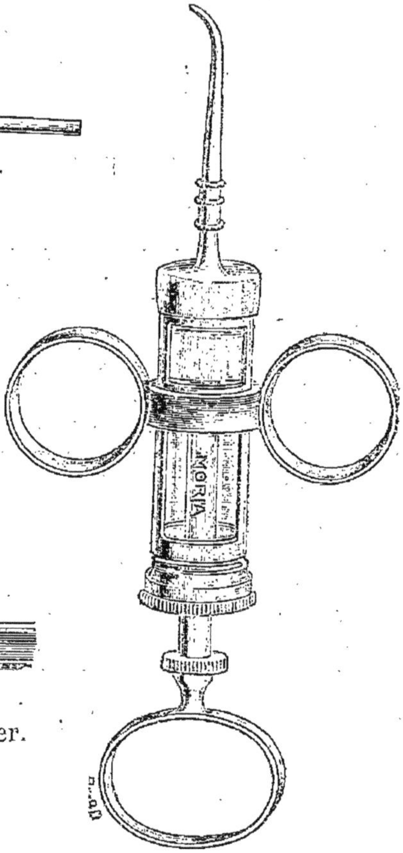

Fig. 111. — Seringue d'Anet.

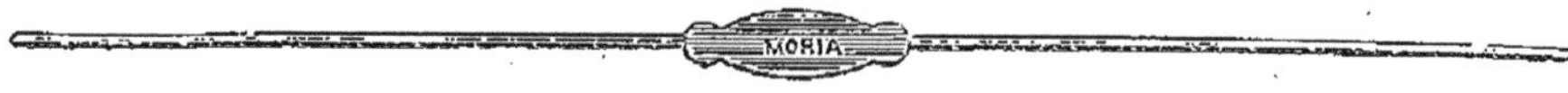

Fig. 112. — Sondes de Bowmann.

Dans un premier temps, introduisez l'extrémité boutonnée. Le tranchant est d'abord tenu en bas parallèlement au bord libre de la paupière, la pointe mousse accroche l'orifice du point. Tournez alors le tranchant du couteau en haut et en arrière, en faisant rouler le manche entre le pouce et l'index (*fig.* 113), et enfoncez-le de 2 millimètres dans le canalicule.

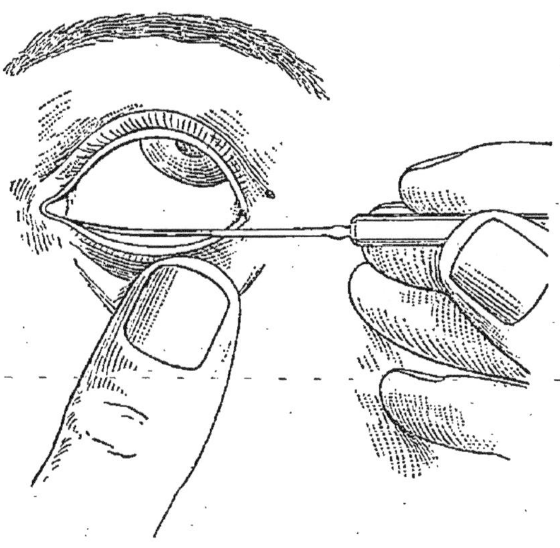

Fig. 113. — Incision du point lacrymal inférieur (1er temps).

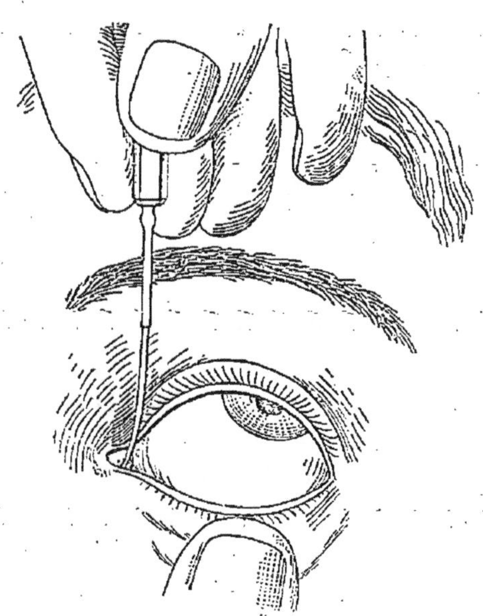

Fig. 114. — Incision du point lacrymal inférieur (2e temps).

Dans un deuxième temps, relevez le manche du couteau jusqu'à la verticale en maintenant la lame tournée légèrement en arrière (*fig.* 114).

Le point lacrymal, de circulaire qu'il était, est ainsi transformé en une petite fente horizontale. Pour que cette fente ne se cicatrise pas, il faut deux ou trois fois en décoller les lèvres au moyen du stylet conique. Au bout de deux ou trois jours, la boutonnière est définitive et l'on peut commencer les traitements.

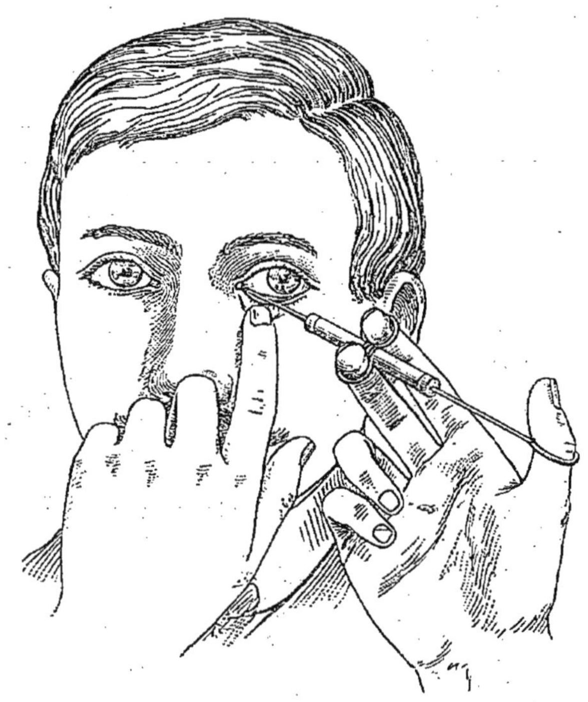

Fig. 115. — Injection dans les voies lacrymales.

Injection dans les voies lacrymales (*fig.* 115). — Tendez toujours la paupière inférieure en l'attirant en bas et en dehors. La main droite tient la seringue à trois anneaux, et s'appuie sur la pommette du patient. Introduisez la canule dans la boutonnière lacrymale et tenant la seringue parallèlement au bord libre de la paupière inférieure, injectez doucement sans forcer.

Cathétérisme des voies lacrymales. — La manœuvre comprend trois temps.

Dans un premier temps (*fig.* 116), de l'index gauche, tirez la

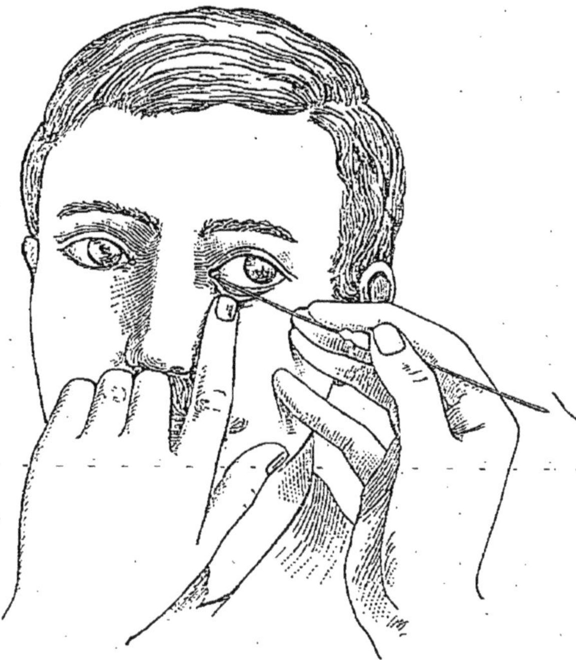

Fig. 116. — Cathétérisme des voies lacrymales (1er temps).

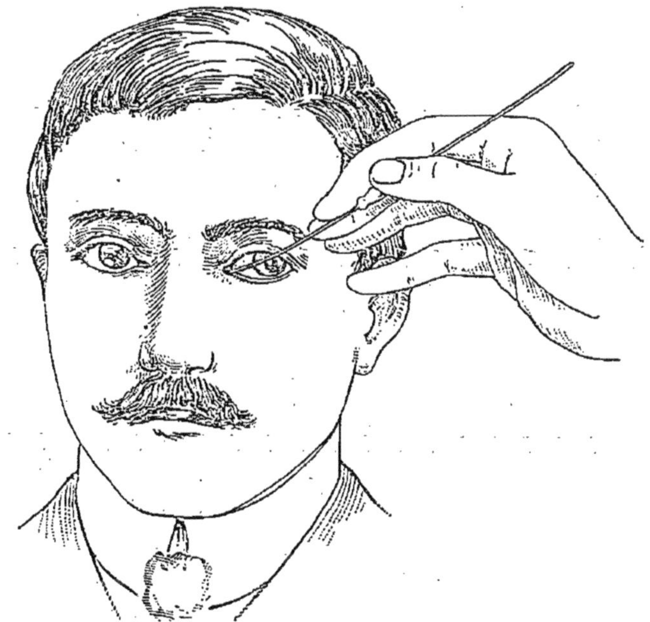

Fig. 117. — Cathétérisme des voies lacrymales (2e temps).

paupière en bas et en dehors, et de la main droite appuyée sur la joue du patient. Introduisez la sonde dans le canalicule lacrymal, puis dans le sac, en *suivant la direction du bord libre de la paupière.* Enfoncez la sonde jusqu'à ce que vous sentiez le contact de la paroi osseuse du sac.

Dans un deuxième temps (*fig.* 117), redressez la main qui tient la sonde et, sans perdre le contact de l'os, faites-lui décrire un arc

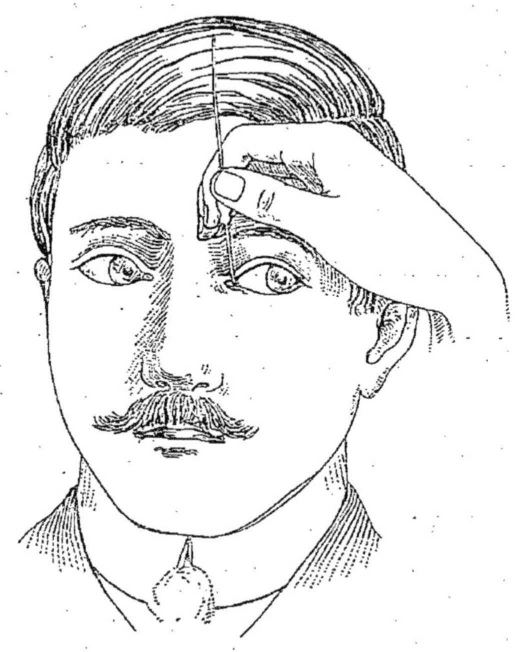

Fig. 118. — Cathétérisme des voies lacrymales (3e temps).

de cercle au-dessus du sourcil, jusqu'à ce que la sonde soit dans le prolongement du sillon naso-génien.

Dans un troisième temps (*fig.* 118), enfoncez doucement la sonde dans le canal lacrymo-nasal, suivant une direction qui n'est pas verticale, mais oblique, en bas, en dehors et en arrière, suivant une ligne qui, partant de la tête du sourcil aboutirait entre la première et la seconde molaire.

Quand la sonde est en place, on sent la résistance du plancher des fosses nasales et la plaque, qui est au milieu des sondes de Bowmann, est sensiblement au contact de la tête du sourcil.

Ces diverses manœuvres peuvent se faire (et souvent avec avantage, par le point lacrymal supérieur, mais à cause du clignotement), cette voie supérieure est d'un abord un peu plus difficile pour une main non exercée.

*
* *

Ce qui importe toujours dans la pratique, c'est d'avoir des idées directrices claires sur la thérapeutique des maladies des voies lacrymales.

La MUCOCÈLE DU SAC est une tumeur liquide qui s'enlève comme un kyste. Les conséquences de cette extirpation sont celles de toute extirpation du sac. Nous en reparlerons plus loin.

Dans les LARMOIEMENTS SIMPLES, avec tendance à l'ectropion, on doit redresser le point lacrymal, c'est une petite opération.

Dans les DACRYOCYSTITES CHRONIQUES, il faut faciliter l'accès des voies lacrymales (incision du point), drainer le sac par le cathétérisme et surtout, par des lavages modificateurs (sulfate de zinc), désinfecter la muqueuse du sac, le plus souvent chroniquement enflammée.

Ce traitement, long, nécessite souvent la collaboration du médecin traitant et de l'oculiste.

En maniant prudemment la seringue et la sonde suivant les indications ci-contre (*fig.* 113 à 117), vous hâterez la guérison, qui serait fort lente à venir, si l'on se contentait des soins souvent trop espacés du spécialiste.

A ce sujet, réfléchissez aux idées qui doivent guider le traitememt et aux dangers à éviter. Remarquez que l'on a trop tendance à identifier les voies lacrymales et l'urèthre. Ce sont pourtant des canaux à physiologie bien différente : l'un laisse passer *sous forte pression* et par intermittence un flot de liquide, il a nécessairement une lumière large et régulière. Les autres laissent suinter en permanence le long de leurs parois, *par capillarité*, une faible quantité de liquide. Elles ont une disposition tortueuse et présentent de nombreuses brides.

S'il y a rétention de larmes, c'est que la muqueuse enflammée bouche facilement les étroits replis. Pour obtenir la guérison, il suffit de faire cesser l'inflammation de la muqueuse sans créer un canal béant. Sous ce rapport, la sonde jouera ici un moins grand rôle que dans la chirurgie urinaire. Ce qui doit dominer, c'est le nettoyage de la muqueuse par les injections modificatrices.

Le *cathétérisme* est surtout utile pour permettre au liquide injecté de passer facilement et de baigner les replis de la muqueuse. Autrement dit, si l'on voulait absolument tirer des comparaisons de la chirurgie urinaire, on dirait qu'il faut faire ici plutôt des instillations que des dilatations.

Et puis, comme il faut enlever une sonde après qu'on l'a mise, ne risque-t-on pas de ramener des fosses nasales les germes d'une infection ascendante ?

A vos malades, ne parlez donc pas trop de sondes à passer ; parlez-leur plutôt de *lavages* et annoncez que le traitement sera long, mais que la guérison sera d'autant plus rapide que la muqueuse sera moins anciennement infectée.

* * *

Au cours de ce long traitement, il vous faudra, et au malade, beaucoup de patience. Que le désir de hâter la guérison ne vous fasse pas négliger les règles essentielles de prudence. C'est le moyen d'éviter de fâcheuses et parfois graves complications.

Commencez toujours par appuyer sur le sac pour évacuer le mieux possible son contenu.

Le CATHÉTÉRISME, *souvent nécessaire, doit toujours être prudent et doux*, il vaut mieux remettre au lendemain après une tentive infructueuse, que de faire une dilatation forcée. Sans parler de fausse route possible, une large déchirure de la muqueuse peut amener la production de brides cicatricielles.

Ne faites jamais un lavage après un cathétérisme forcé ou qui a déterminé un saignement quelque peu abondant. Vous risqueriez ainsi de faire passer par une effraction de la muqueuse quelques gouttes de liquide dans le tissu cellulaire de la joue ou de l'orbite. Cet accident pourrait ne déterminer que de l'œdème, mais trop souvent il se compliquerait de péricystite, et nous l'avons vu amener l'abcès de l'orbite et la cécité. Ce liquide, quelle que soit sa nature, entraîne, en effet, les germes du sac infecté.

Le choix du liquide a, d'ailleurs, une grosse importance. Injectez toujours de l'eau bouillie pour faire un lavage mécanique. Si cette injection passe, injectez ensuite un liquide astringent et modificateur. Le sulfate de zinc à 1 ou 2 % est le liquide de choix.

N'employez pas, ou seulement avec une extrême prudence, le nitrate d'argent qui est caustique. Quelques gouttes dans le tissu cellulaire de la joue pourraient produire une escharre.

Ce serait encore un mauvais calcul que d'injecter de l'argyrol ou du collargol sans discernement, car si ces solutions ne sont pas caustiques, elles sont colorantes. Nous avons vu une jeune fille à laquelle un débutant fit de cette manière, pour un léger larmoiement, une large tache brunâtre de la paupière inférieure, tache qui paraît indélébile.

* * *

Et malgré cathétérismes et lavages, le larmoiement persiste souvent et la dacryocystite récidive.

Il peut être utile dans les cas invétérés de faire faire l'*opération* dite *de Stilling*. C'est une opération quelque peu analogue à l'uréthrotomie interne : les oculistes, au moyen d'un couteau boutonné, incisent le ligament palpébral interne. Ils mettent largement en communication le sac lacrymal et le cul-de-sac conjonctival et sectionnent les brides du canal lacrymo-nasal.

Cette opération facilite les lavages, les cathétérismes et même les curetages. Mais il s'en faut malheureusement qu'elle soit absolument curatrice. Dans les cas essentiellement chroniques le traitement conservateur est souvent désespérant. On n'arrive pas à tarir définitivement la sécrétion du sac infecté. On ne peut laisser au malade, dans le coin de son œil, un foyer septique qui, à l'occasion du plus petit corps étranger, met en danger sa cornée et son œil. Il faut souvent en finir par une cure radicale.

Plus souvent encore au cours de ce traitement un incident aigu viendra précipiter les choses et faire cesser l'irrésolution du malade.

XXXVI

PÉRICYSTITE LACRYMALE AIGUE

Faux érysipèle des paupières. — Dacryocystite aiguë et abcès péricystique. — Incision et drainage. — Traitement de la fistule consécutive. — La suppression du sac et ses conséquences. — Extirpation de la glande lacrymale accessoire.

Vous trouverez, chez un malade, un volumineux œdème rosé de la paupière avec tuméfaction maxima vers l'angle interne de l'œil (*fig.* 125). L'entourage du patient croit parfois qu'il a un *érysipèle.* Appuyez au niveau du sac lacrymal, le malade poussera un cri de douleur.

Interrogez-le. Vous apprendrez qu'il pleurait depuis un certain temps. Pas de doute c'est une DACRYOCYSTITE AVEC PÉRICYSTITE AIGUË.

On avait à peine tort de parler ici d'érysipèle; il s'agit bien souvent d'une infection streptococcique, mais elle s'est faite à travers la muqueuse du sac lacrymal préalablement infecté.

Prescrivez des compresses chaudes et mettez un pansement humide.

Parfois l'inflammation et l'œdème disparaîtront et

vous vous retrouverez en présence d'une dacryocystite chronique qu'il faudra soigner comme vous savez.

Plus souvent, sous l'influence de la chaleur et de l'humidité, l'œdème disparaît, mais la rougeur et l'empâtement augmentent vers l'angle interne de l'œil, des-

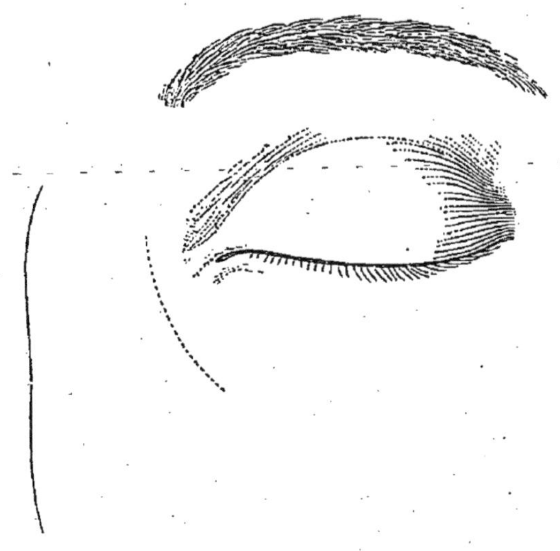

Fig. 119. — Emplacement de l'incision d'une péricystite lacrymale.

cendant en dessous du ligament palpébral interne, obliquement, vers la joue.

Cet empâtement chaud et très douloureux ne présente pas une fluctuation très étendue, mais se ramollit à son centre. N'attendez pas que la collection s'ouvre d'elle-même mais faites, suivant la ligne de la figure 119, une incision qui, partant à 4 millimètres environ de l'angle interne, descend vers la joue sur une longueur d'un bon centimètre et demi, suivant un trajet légèrement concave en haut et en dehors. Ne craignez pas d'aller profondément, vous pouvez sectionner le ligament palpébral externe et vous devez enfoncer votre bistouri d'un coup, jusqu'au fond du sac, jusqu'à l'os. Le principe des larges débridements s'applique ici comme en toute chirurgie. Puis, au moyen de la sonde cannelée dirigée vers et rasant l'os, cherchez la collection purulente.

Dans le flot de sang noir qui coule, vous ne verrez pas toujours beaucoup de pus. Peu importe. Bourrez la cavité d'une mèche de gaze stérilisée ; elle servira tout à la fois à arrêter l'hémorragie et à drainer. Pansement humide.

Le lendemain, vous pourrez changer la mèche, laver doucement la plaie à l'eau oxygénée. Mais il sera sage de confier ensuite l'avenir de ces voies lacrymales à un oculiste.

Quand les phénomènes inflammatoires seront tombés, il pourra profiter de la plaie pour détruire les fongosités du sac. Puis il essaiera de cathétériser, d'abord par la plaie, puis par le point lacrymal. Enfin, il reprendra les lavages.

Assez souvent le traitement de la dacryocystite chronique se poursuivra avec succès, le nettoyage à ciel ouvert hâte la guérison.

*
* *

Malheureusement, dans d'autres cas, *les os sont malades* ; il peut même s'agir de *périostite tuberculeuse*. Les poussées aiguës récidivent, le sac se fistulise ; le cathétérisme par les voies naturelles est impossible. Il faut faire une opération radicale ; suivant l'importance des adhérences péricystiques, on fait soit l'*extirpation du sac*, soit sa *destruction au thermocautère*.

Vous aurez souvent à suivre des opérés dont le sac a été détruit. Il vous faudra maintenir longtemps des mèches pour que la plaie se ferme bien de la profondeur vers la surface. Et vous verrez finalement se former une cicatrice peu apparente. Tout voisinage dangereux est supprimé pour l'œil.

- -

— Mais, direz-vous, où passeront les larmes? le larmoiement va redoubler ?

L'expérience prouve que le larmoiement résultait surtout de l'augmentation du taux des larmes sous l'influence de l'inflammation du sac, plutôt que de l'obstruction des voies lacrymales. Ce sac supprimé, le larmoiement diminue. S'il était encore gênant, l'oculiste ferait l'*extirpation partielle de la glande lacrymale*. Ces cures radicales sont souvent le meilleur moyen d'en finir avec les interminables dacryocystites.

XXXVII

BLÉPHARITES ET CHUTE DES CILS

Importance pratique du traitement des blépharites. — Blépharites non infectées. — Blépharites avec infection. — Orgeolet.

Aux yeux du malade, si l'on peut dire, les BLÉPHARITES, visibles, agaçantes et tenaces, prennent une grosse importance. Les femmes surtout déplorent la chute de leurs cils.

Le médecin, au contraire, qui sait que la chose n'est pas grave, se borne souvent à prescrire hâtivement l'eau boriquée et la pommade jaune.

La maladie se complique ou traîne; et voilà un petit échec thérapeutique désagréable.

Il est facilement évitable.

*
* *

Examinez quelle est la *variété de blépharite*. Vous voyez des gens qui ont à la base des cils de petites pellicules furfuracées, blanc grisâtre. C'est la *blépharite squameuse*. C'est le minimum.

D'autres ont, sur le bord palpébral, des croûtelles jaunâtres, plus ou moins friables, qui ressemblent à de minuscules taches de cire.

Lavez doucement le bord des paupières; au-dessous vous constaterez que la peau est saine, qu'il n'y a pas d'ulcération. C'est la *blépharite séborrhéique.*

Ce sont des formes de blépharite non infectée dues, l'une à la desquamation épithéliale, l'autre à l'hypersécrétion des glandes sébacées.

Dans ces cas, évitez soigneusement tout ce qui est irritant; faites laver les paupières avec une solution de borate de soude à 1 0/0 suivant la formule :

Borate de soude......................	3 gr.
Eau distillée de roses...............	30 —
Eau distillée Q. S...................	300 —

S'il n'y a que des squames, prescrivez le glycérolé d'amidon, pour enduire légèrement une ou deux fois par semaine la racine des cils.

Si vous avez affaire à la forme séborrhéique, faites employer de la même façon la pommade :

Ichtyol..........................	0 gr. 05
Oxyde de zinc....................	0 — 50
Lanoline.........................	3 —
Vaseline bien neutre.............	7 —

Dans d'autres cas, au contraire, le bord libre est légèrement rouge et gonflé. Les cils sont déviés, agglutinés entre eux. Il y a des croûtelles jaunâtres, mais si vous lavez et faites tomber les croûtes, les cils tombent et il existe à leur base une petite ulcération.

Dans ces cas il y a une infection légère de l'appareil

pilo-sébacé. C'est la *forme ulcéreuse* (*fig.* 120), la plus fréquente.

Le traitement comporte deux stades : un stade de désinfection, un stade de modification.

Supposons qu'il y ait des croûtes abondantes. Il peut être utile de mettre pendant une heure ou deux un petit pansement humide pour les ramollir.

D'emblée, ou quand les croûtes sont devenues moins abondantes, frottez doucement la racine des cils à l'aide d'un tampon d'ouate hydrophile trempé dans la solution :

Hermophényl........................	1 gr.
Eau distillée........................	100 cc.

ou encore : Eau d'Alibour très étendue, environ une cuillerée à soupe pour un verre d'eau bouillie.

Vous pourrez encore toucher la racine des cils à l'aide d'une solution de nitrate d'argent à 1 0/0.

Quand, après quelques jours, vous avez obtenu la désinfection, enduisez le soir le bord des paupières à l'aide de la pommade :

Ichtyol........................	0 gr. 10
Lanoline........................	3 —
Vaseline neutre..................	7 —

ou encore la pommade jaune à 1 p. 10. L'erreur serait d'employer des médicaments trop irritants.

*
* *

Supposons une infection plus vive encore. D'emblée,

ou à la suite d'une blépharite ulcéreuse, apparaît un *orgeolet*, furoncle marginal de la paupière dû à l'inflammation des glandes pilo-sébacées des cils (*fig.* 121).

Vaporisations chaudes, pansements humides, petite incision au besoin. Et surtout, après, pour éviter la pullulation, lavage de la racine des cils à l'hermophényl.

Collyre faible au sulfate de zinc pour désinfecter la conjonctive.

XXXVIII

QUELQUES INDICATIONS PHYSIOLOGIQUES ET ESTHÉTIQUES DE LA CHIRURGIE DES PAUPIÈRES

Incision d'un abcès de la paupière. — Suture d'une plaie de la paupière. — Tarsorrhaphie. — Indications opératoires de l'ectropion et de l'entropion. — Ptosis. — Chalazion. — Epithélioma de la paupière.

Le rôle protecteur des paupières est considérable. Vous vous souvenez des dangers de la lagophtalmie. Ménager la forme de la paupière, ce sera donc poursuivre en même temps un but physiologique et esthétique.

Si vous avez un *abcès de la paupière à inciser*, instillez largement de la cocaïne à 2 0/0 dans l'œil.

A défaut d'une corne métallique d'oculiste, vous ferez bien d'introduire sous la paupière un manche de cuillère bien lisse, flambé ou bouilli. Cela vous servira de protection de l'œil et de point d'appui pour la bonne direction de l'incision.

Faites toujours celle-ci parallèle au bord libre de la paupière, dirigée suivant le sens des fibres de l'orbiculaire.

*
* *

Si vous avez une *plaie contuse* ou une *déchirure* de la paupière, elle sera infectée ou non.

Si elle n'est pas infectée, il y a avantage à recoudre immédiatement. Commencez par refaire le bord libre, en mettant un premier fil près des cils. Il vous sera ensuite facile de suturer le reste de la plaie.

En cas de large délabrement, il peut être utile de coudre ensemble les deux paupières. Cette TARSORRAPHIE a le double avantage de donner un point d'appui et de protéger le globe. C'est une petite opération qu'il peut être utile de savoir faire d'urgence (voir chapitre XII).

Examinez la paupière ci-contre, il y a deux parties : l'une, très grande, la portion ciliaire, l'autre très courte, la portion lacrymale. Entre les deux le point lacrymal.

Vous devez toujours coudre la portion ciliaire, jamais la portion lacrymale, jamais le point lacrymal, jamais en dedans de lui.

Comment coudre ? Il est d'abord nécessaire *d'aviver*. Remarquez la forme carrée du bord de la paupière. A l'aide de ciseaux fins courbes, coupez le petit angle interne parallèlement au bord palpébral. Faites-le aux deux paupières et *passez des fils* comme c'est indiqué sur la figure 126.

Vous obtiendrez, grâce à cet artifice, une protection de l'œil dans les larges plaies de la paupière et la cicatrisation se fait avec le minimum de déformation, la paupière se moulant, en quelque sorte, sur le globe.

S'il existe de l'infection, faites un nettoyage immédiat et mettez un pansement humide, légèrement antiseptique (cyanure à 1-5000e) jusqu'à détersion de la plaie.

Puis, avivement des bords et suture, toujours d'après

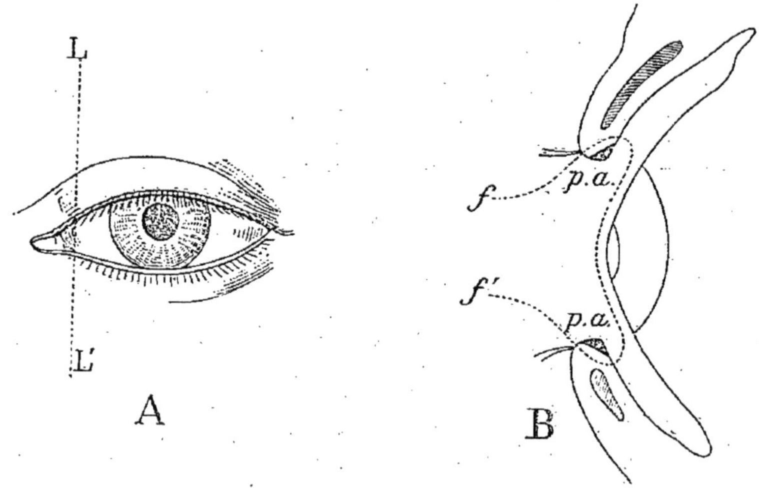

FIG. 126. — La suture des paupières ou tarsorraphie.
A. — LL', niveau ou l'on doit s'arrêter de suturer pour respecter les points et canalicules lacrymaux.
B. — *p.a.* parties avivées sur le bord postérieur des deux margelles palpébrales. *ff'*, trajet que l'on doit faire suivre aux fils.

le même principe, en refaisant d'abord le bord ciliaire ou, au besoin, la tarsorraphie.

Ce sont là les cas d'urgence.

*
* *

Les opérations d'ectropion ou d'entropion sont plus proprement l'affaire de l'oculiste.

Il y a deux variétés importantes d'ECTROPION : l'*ectropion cicatriciel* et l'*ectropion dit sénile*.

Chez un blessé, un brûlé, l'ectropion cicatriciel est dû à la rétraction fibreuse de la peau brûlée ou déchirée. Dans ce cas, il faut presque toujours faire une opération importante, souvent même des *autoplasties* ou des *greffes*. Ce sont des interventions difficiles, mais il faut quand même les conseiller, car la protection de l'œil est chose capitale.

Voici un vieillard qui a du larmoiement et un *ectropion*. Dans ces cas l'atonie du muscle orbiculaire a été le stade initial ; le point lacrymal s'est décollé de l'œil, le larmoiement, la conjonctivite chronique ont suivi. La muqueuse s'enflamme, s'hyperplasie, forme un bourrelet visible.

Conseillez une intervention précoce, elle sera d'autant plus simple qu'on aura moins tardé. Il suffit de réséquer la muqueuse, d'une part, et de tendre d'autre part le bord de la paupière par une opération sur l'angle externe.

En matière d'ectropion, les malades sont souvent négligents. Conseillez l'intervention.

En matière d'ENTROPION, au contraire, le malade qui est fort gêné par le frottement des cils sur le globe réclame souvent l'intervention.

Voici un malade ancien granuleux. La rétraction cicatricielle de la conjonctive a amené l'incurvation du tarse en dedans et le trichiasis.

Au début, vous pourrez vous contenter *d'épiler*, d'arracher les cils qui frottent sur le globe. Plus tard, il faudra une opération.

Les oculistes font dans ce cas la *transplantation du sol ciliaire* en avant. C'est une opération délicate.

Vous aurez enfin des vieillards qui ont *de l'entropion spasmodique*, dû à la contracture de l'orbiculaire d'où enroulement en dedans de la paupière inférieure, surtout vers l'angle externe. Une intervention de peu d'importance les débarrassera de cette petite infirmité.

* * *

Certains malades ont du PTOSIS, soit *acquis*, soit *congénital*. Ils sont extrêmement gênés par le voile palpébral qui tombe sur leur cornée; ils marchent la tête renversée en arrière dans une attitude caractéristique. Ils demandent une opération.

D'avance, vous pouvez présumer des résultats que vous obtiendrez suivant les cas.

Appliquez vos doigts sur l'arcade sourcilière de façon à immobiliser la peau du front et dites au malade d'ouvrir les yeux.

Chez les uns, la paupière ne se relève nullement, la cornée reste couverte, le *ptosis est paralytique*.

Chez d'autres, la paupière se relève mal, mais pourtant couvre un peu moins la cornée. L'insuffisance du releveur n'est pas absolue, le *ptosis* est dans ce cas *parétique*.

Dans le premier cas, il faudra faciliter chirurgicalement la suppléance du muscle frontal, en accrochant le releveur à la région sourcilière. Résultat souvent médiocre. Ou encore en anastomosant le releveur de la paupière au droit supérieur; résultat incertain.

Dans le cas de ptosis parétique, le raccourcissement de la paupière ou l'avancement du releveur donnent, au contraire, de bons résultats.

* * *

Vous observerez très souvent deux variétés de tumeurs des paupières fort différentes comme gravité, le CHALAZION et l'ÉPITHÉLIOMA.

Extrêmement souvent, vos clients viendront vous montrer une petite tumeur développée sur l'une des paupières, le plus souvent indépendante de la ligne des cils, grosse comme un petit pois ou plus (*Pl.* XI, *fig.* 122).

Vous mobiliserez facilement la peau à sa surface, mais, dans la profondeur, vous sentirez qu'elle adhère au cartilage tarse.

Si vous retournez la paupière, vous voyez qu'elle fait, sous la conjonctive, une légère saillie violacée. C'est le *chalazion*, petit granulome développé dans les glandes de Meibomius du tarse.

Parfois il existe du côté de la peau de la rougeur, du côté de la conjonctive un point jaune, c'est le *chalazion suppuré* (*fig.* 55).

Le traitement médical par les applications chaudes et les pommades est le plus souvent insuffisant. Conseillez la petite opération. Dans les cas suppurés, ce sera l'incision et le curetage par la conjonctive. Dans les cas non suppurés, ce sera l'extirpation par la peau, sous cocaïne.

On craint souvent une cicatrice visible. Rassurez bien votre malade sur les conséquences esthétiques. Quand on ne se contente pas de fendre le granulome et de le cureter vaguement, quand on l'extirpe complètement, il y a réunion par première intention et la fine cicatrice, confondue dans les plis de la paupière, est tout à fait invisible.

La chose a de l'importance chez les femmes, les mauvaises cicatrices résultent généralement d'extirpations incomplètes ou mal faites.

Les ÉPITHÉLIOMAS des paupières sont fréquents. Il faut les traiter de façon très précoce par l'acide arsénieux, s'ils sont loin du bord libre, et, si vous savez bien l'appliquer, par la radiologie, en protégeant le globe à l'aide d'une coque de plomb.

N'abandonnez jamais ces malades, vous en sauverez un certain nombre.

Après la cure de l'épithélioma, une *blépharoplastie* bien faite permettra de protéger le globe. Elle donnera un résultat esthétique satisfaisant.

XXXIX

LES ŒDÈMES DES PAUPIÈRES (CE QU'ILS RÉVÈLENT, CE QU'ILS CACHENT)

Œdème blanc non inflammatoire. — Œdème inflammatoire sans modification du globe oculaire. — Œdème et inflammation du globe oculaire. — Œdème et inflammation de l'orbite.

Vous observerez des œdèmes blancs et des œdèmes rouges des paupières.

Ne parlons pas longuement de l'ŒDÈME BLANC NON INFLAMMATOIRE qui est localisé dans le tissu lâche des paupières et principalement des paupières inférieures. La peau est blanche, molle, gardant l'empreinte du doigt; l'œdème est bilatéral, isolé ou associé à l'œdème des jambes (*Pl.* XI, *fig.* 123).

Vous ne négligez jamais d'ausculter le cœur de vos malades et d'analyser leurs urines et vous attribuez ces œdèmes à leur cause générale, cardiopathie ou néphrite. N'insistons pas.

Parlons plutôt des ŒDÈMES INFLAMMATOIRES qui impressionnent toujours fort l'entourage des malades et sont trop souvent une source d'embarras et d'erreurs parfois graves pour un médecin peu attentif.

Nous avons trouvé une famille affolée par des confrères qui avaient méconnu un *orgeolet* et une autre fois nous avons vu instiller avec constance du sulfate de zinc sur la conjonctive d'un enfant qui avait un *abcès de l'orbite*.

En effet, l'œdème palpébral, réaction banale aux infections les plus fréquentes des paupières et des voies lacrymales, peut être également le signe d'une maladie oculaire sérieuse ou d'une inflammation orbitaire grave, mortelle même.

Ayez de la méthode dans l'examen et ces cas ne vous embarrasseront pas... au moins en ce qui touche leur diagnostic.

Voici des paupières œdémateuses : elles sont rosées, luisantes (*Pl.* XI, *fig.* 124) ; la pression en est douloureuse ; sous le doigt, elles sont plutôt résistantes que faciles à déprimer. On peut même y constater une légère chaleur.

Souvent, un seul œil est pris. Toutefois la racine du nez n'offre pas une barrière infranchissable, et il peut exister de l'œdème en lunettes dans une inflammation unilatérale.

Aussi bien, l'affection causale peut être bilatérale.

Mais il ne suffit pas de reconnaître la nature inflammatoire d'un œdème. Les données du problème clinique sont les suivantes : Une paupière est enflammée. Est-ce un œdème tout superficiel et quelle en est la cause ? Ou bien, derrière cette paupière gonflée, se passe-t-il quelque chose ? et quoi ?

— Donc, le gros point, c'est l'état de l'œil lui-même ?

— Parfaitement. Tant pour le diagnostic que pour le pronostic, c'est de l'état de l'œil qu'il faut, avant tout et par-dessus tout, vous assurer.

Pour cela, malgré le gonflement, ouvrez les paupières. Si vous avez affaire à un adulte, vos doigts suffiront souvent à les écarter ; si le malade est un enfant, s'il existe un violent spasme palpébral, prenez les écarteurs de Desmarres et manœuvrez-les comme vous savez.

Les paupières ouvertes, examinez le globe. Rendez-vous compte si la conjonctive est gonflée (*chémosis*) rouge et sécrétante (*Pl.* VI, *fig.* 45).

Si le globe oculaire est normal, s'il est refoulé en avant ou latéralement ; s'il est bien mobile.

Ce rapide examen vous fera découvrir deux grandes catégories de faits :

Les œdèmes de cause superficielle ;

Les œdèmes symptomatiques d'une affection de l'œil ou de l'orbite.

*
* *

Supposons un œil sans rougeur, bien luisant et bien mobile. Les parties profondes sont tout à fait saines ; tout se passe dans les parties superficielles. Il s'agit de préciser. Regardez et touchez.

L'inspection vous montre parfois la lésion superficielle. Elle peut être très évidente : *petit furoncle* dont vous voyez la saillie rouge, acuminée, surmontée d'un petit point blanc. Rarement, *pustule maligne charbonneuse* avec sa collerette de vésicules. Tout cela se voit aisément.

Il est plus malaisé souvent de découvrir la petite plaque rouge qui entoure la *piqûre d'un insecte*. Pensez-y toujours, surtout en été.

Si vous ne voyez rien, et même pour compléter les résultats de l'inspection, explorez d'un doigt méthodique toute la région.

D'abord, pressez dans l'angle interne, vers la région du sac. Souvent vous provoquerez une vive douleur et vous sentirez un empâtement qui occupe l'angle interne et gagne en bas et en dehors la paupière inférieure.

C'est une *péricystite lacrymale aiguë* qui complique une dacryocystite toujours ancienne. Vous apprendrez d'ailleurs que le malade avait du larmoiement depuis longtemps et que la pression sur le sac faisait refluer par les points lacrymaux tantôt du mucus, tantôt du pus. Mais cette preuve évidente vous fait maintenant défaut, il y a rétention aiguë dans le sac enflammé (*Pl.* XI, *fig*. 125).

D'une façon générale, l'œdème des paupières avec rougeur et douleur de l'angle interne signifient péricystite lacrymale aigüe, car il est bien rare qu'une *périostite localisée* ou un petit abcès de voisinage puissent prêter à confusion.

Explorez légèrement les bords palpébraux supérieur et inférieur près de la ligne des cils. En un point près du bord libre, vous provoquez une douleur et vous sentez une petite tuméfaction : c'est un *orgeolet*. Les jours suivants, vous verrez apparaître un petit bouton jaunâtre entre les cils (*orgeolet externe*) (*Pl.* XI, *fig.* 121) ou une saillie à la face profonde de la paupière (*orgeolet interne*).

Promenez votre doigt sur les rebords orbitaires supérieur et inférieur. Si vous trouvez un point où le rebord n'est pas, comme normalement, net et aigu, mais émoussé, épaissi, douloureux à la pression, c'est une *périostite* à retentissement palpébral, parfois même orbitaire.

Votre doigt peut encore trouver en pleine paupière une infiltration douloureuse assez bien localisée, tendant au ramollissement central et qui ne se rattache ni au sac lacrymal, ni aux glandes du bord libre, ni au périoste. Ce peut être un *abcès* consécutif à une contusion ou à une petite érosion superficielle.

Il se peut enfin que vous ne trouviez aucun point douloureux localisé mais un empâtement diffus débordant la région des paupières. Essayez de pincer la peau, vous la trouverez épaissie et dure, sans que cet épaississement ait de limites nettes. S'il y a eu des frissons, un peu de fièvre, d'état saburral des voies digestives, songez à l'*érysipèle des paupières*.

Au bout de quelques jours, le gonflement disparaît, la peau desquame légèrement et tout rentre dans l'ordre. Ces érysipèles légers sont assez fréquents et récidivants chez certains sujets.

Mais tout cela encore, c'est de la pratique générale et nous nous excusons d'en parler à des médecins.

*
* *

Les œdèmes inflammatoires de la seconde catégorie qui accompagnent une maladie de l'œil sont plus proprement des cas d'ophtalmologie. Dans la plupart, après avoir écarté les paupières, vous constatez que le globe oculaire est à sa place, qu'il est mobile, mais qu'il est rouge et enflammé. Quel est le siège et l'étendue de cette inflammation ?

Le plus souvent, vous trouverez une conjonctive œdémateuse, mais surtout rouge et sécrétante, avec du pus fluide ou des fausses membranes concrètes. Ce peut être une *conjonctivite gonococcique*, *streptococcique*, *diphtérique*. Mais, comme vous le savez, l'œdème palpébral est une marque de gravité; il a une grosse valeur clinique (*Pl.* VI, *fig.* 44 et 46).

Si, après avoir écarté les paupières, ce n'est pas du pus qui coule, mais un flot de larmes, surtout chez un jeune enfant qui a mal aux yeux depuis quelque temps, cherchez la *phlyctène cornéenne* et le *petit ulcère lymphatique* (*Pl.* VI, *fig.* 43, et *Pl.* VIII, *fig.* 62). Vous vous rappelez qu'il s'accompagne souvent de blépharospasme et d'un œdème à la fois inflammatoire et mécanique. En effet, la compression des veines palpébrales par la contraction de l'orbiculaire contribue en partie à sa production et amène dans ce cas un œdème important pour une inflammation oculaire légère.

Il est exceptionnel que le gonflement palpébral prenne dans l'*iritis* et le *glaucome* une importance qui vous les fasse méconnaître. La vive douleur profonde, les troubles visuels vous conduiront à l'examen méthodique du globe que vous savez faire.

Dans des cas plus rares, à l'ouverture des paupières une chose peut vous frapper : le globe est comme repoussé en avant ou dévié latéralement ; il est immobile, comme figé, entouré le plus souvent d'un énorme bourrelet de chémosis, qui ne sécrète pas ou à peine, mais qui, comme l'œdème palpébral, témoigne d'une violente inflammation du globe.

Si vous apercevez un exsudat abondant dans la chambre antérieure, ou un reflet jaunâtre de la pupille avec vision nulle, c'est une *panophtalmie* qui est la cause de cet œdème énorme des paupières. Le chémosis et l'immobilité de l'œil viennent de ce que, comme la paupière, la conjonctive et la capsule de Tenon sont œdémateuses.

Ici, vraiment, le concours de l'oculiste est indispensable.

Si l'exophtalmie indirecte, le chémosis, l'immobilité de l'œil marquent une grave réaction inflammatoire, sans que vous perceviez un trouble purulent net des humeurs de l'œil, vous devez penser à d'autres affections : la *ténonite*, l'*abcès de l'orbite*, la *thrombophlébite des sinus*.

Mais là les difficultés sont grandes, et pourtant il ne faudrait pas confondre. Jugez-en.

Vous soupçonneriez la *ténonite séreuse* si, malgré un chémosis uniforme qui fige le globe plutôt qu'il ne le projette, les douleurs sont modérées, provoquées surtout par les mouvements et si la vision est normale.

Toutefois un *abcès de l'orbite* au début ressemble bien à une ténonite, mais combien différent comme pronostic! La ténonite séreuse est une affection rare qui atteint les rhumatisants et les goutteux; elle se termine par la guérison complète en quelques jours.

L'abcès de l'orbite peut déterminer des complications mortelles; on peut dire qu'il lèse toujours plus ou moins le nerf optique et l'œil. Pronostic toujours grave, au moins localement.

Pensez-y, si les douleurs sont violentes et l'état général mauvais, si l'œdème des paupières et l'exophtalmie sont considérables, le chémosis localisé, la vision abolie ou très diminuée. Cherchez-en la cause : sinusite maxillaire ou fronto-ethmoïdale, traumatisme, érysipèle, métastases des maladies aiguës.

Plus dramatique encore est la *thrombophlébite du sinus caverneux*, et plus grave, car elle ne rend pas seulement borgne, elle tue. Les symptômes, analogues à ceux du phlegmon de l'orbite, sont encore plus violents; il y a des accidents cérébraux. L'œdème, qui s'étend à la région mastoïdienne, qui apparaît ainsi que le chémosis du côté opposé, indique trop clairement qu'il y a une thrombose infectieuse du sinus caverneux et des sinus veineux de la dure-mère.

— Que de choses derrière un œdème palpébral!

— Oui, mais toutes choses indispensables à analyser et qui prouvent que, comme toujours, un diagnostic ne doit pas se faire sur un signe, mais sur un ensemble de signes.

XL

EXOPHTALMIE ET EXAMEN MÉTHODIQUE DE L'ORBITE

Caractères de l'exophtalmie. — Signes concomitants. — Exophtalmies rapides : Ténonite, Abcès de l'orbite. — Thrombophlébite orbitaire. — Hématome et emphysème traumatiques. — Exophtalmies lentes: maladie de Basedow ; ostéopériostites syphilitiques ; sinusites kystiques ; kystes ; tumeurs. — Difficulté de conserver le globe dans les tumeurs de l'orbite.

Voici un malade dont l'œil paraît saillant. Est-ce bien de L'EXOPHTALMIE? Ne la confondez pas avec la saillie d'un gros œil myope, une déformation cornéenne, ou la dilatation de la fente palpébrale qui suit la cocaïnisation ; ou encore avec des malformations congénitales (hydrophtalmie).

— Comment analyser les caractères de l'exophtalmie ?

— Informez-vous si elle s'est développée rapidement ou progressivement.

Voyez si elle est *uni* ou *bilatérale*, *directe* ou *indirecte*, c'est-à-dire si le globe est projeté en avant ou dévié latéralement. Si des phénomènes inflammatoires ne vous en empêchent pas, exercez à l'aide du doigt appliqué sur l'œil fermé une douce pression. Tantôt vous sentez une résistance, l'exophtalmie est *irréductible* ; tantôt, au contraire, le globe de l'œil rentre légèrement dans l'orbite, l'exophtalmie est *réductible*.

Cherchez ensuite les signes concomitants en examinant l'aspect ou les fonctions de tous les organes contenus dans l'orbite.

Procédez à un examen plan par plan. Les paupières sont-elles normales ou œdématiées? Nous avons largement parlé de tout ce que peut accompagner et cacher un œdème inflammatoire des paupières.

Y a-t-il de l'œdème ou de la rougeur de la conjonctivite? Les mouvements du globe se font-ils bien dans toutes les directions? Y a-t-il de la diplopie? Les réflexes pupillaires sont-ils conservés? Explorez avec la tête mousse d'une épingle flambée, comme vous savez le faire, la sensibilité de la cornée, de la conjonctive et des paupières. Faites-vous une idée de l'état de la vision en faisant lire le malade et en déterminant rapidement le champ visuel.

Enfoncez votre pouce autour du globe pour découvrir si vous sentez une saillie anormale dans l'orbite près de l'œil. Si oui, ce que vous sentez est-il douloureux, dur, mou et fluctuant? Vient-il du fond de l'orbite ou adhère-t-il à la paroi?

Enfin ne négligez jamais de prendre la température et le pouls, pour voir s'il y a de la fièvre et un mauvais état général.

Les données de cet examen méthodique vous permettront de faire un diagnostic précis.

Vous aurez d'abord des malades qui ont une EXOPHTALMIE A DÉVELOPPEMENT RAPIDE. C'est un incident brutal, qui force l'attention. S'il y a de la fièvre, de l'état général, de l'œdème des paupières, du chémosis, il s'agit d'une lésion inflammatoire.

Chez un *rhumatisant* ou un *blennorragique*, les douleurs sont violentes, les mouvements du globe douloureux; la vision intacte; le chémosis marqué et l'exophtalmie modérée, franchement directe. Ce peut être la *ténonite séreuse* dont nous vous avons déjà parlé. Son évolution bénigne se termine en une huitaine de jours. On hésite souvent avant d'affirmer son existence redoutant les manifestations d'une affection plus grave.

Si vous trouvez, près d'un globe dévié latéralement, généralement en haut et en dedans, une saillie douloureuse, légèrement fluctuante, qui tient au plafond ou à la paroi interne de l'orbite, interrogez le malade. Etait-il enrhumé, mouchait-il du pus? Le sinus frontal est-il douloureux à la pression? Le plus souvent, il s'agit d'une *sinusite frontale* ou d'une *sinusite ethmoïdale* qui tend à s'ouvrir dans l'orbite.

Vous trouverez encore des malades qui ont eu un *traumatisme*, un *cathétérisme forcé* ou une *injection maladroite* dans les voies lacrymales.

D'autres qui ont eu une *maladie infectieuse grave* : érysipèle, fièvre puerpérale, scepticémies. Le globe est projeté directement en avant et un bourrelet induré siège plutôt à la partie déclive. C'est le *phlegmon de l'orbite*.

Plus rarement, vous ne trouverez que des commémoratifs insignifiants en apparence : furoncle de la face, abcès dentaire, angine phlegmoneuse. Des phénomènes généraux insidieux s'accompagnent ici d'œdème des paupières, de chémosis et d'exophtalmie moyenne.

Songez à la possibilité d'une *thrombo-phlébite des sinus avec méningite menaçante.* Regardez s'il n'y a pas un léger chémosis de l'œil opposé ou de l'œdème de la région mastoïdienne qui vous montrent que l'infection fait, pour ainsi dire, le tour dans la profondeur par le sinus latéral pour envahir le sinus caverneux.

C'est une confirmation du diagnostic de thrombo-phlébite orbitaire qui est *un arrêt de mort.*

Dans tous ces cas il survient des troubles visuels. L'examen ophtalmoscopique des deux yeux pourra contribuer à faire le diagnostic précoce entre les infections suppuratives localisées à l'orbite et les infections veineuses qui envahissent les méninges.

L'ophtalmoscopie sera donc utile non seulement pour établir le pronostic visuel, mais encore le pronostic vital.

S'il n'existe pas de phénomènes inflammatoires et que, néanmoins, l'exophtalmie se soit développée rapidement, pensez, chez un blessé, à l'hématome ou même à l'emphysème traumatique.

Les hématomes spontanées, non traumatiques, sont beaucoup plus rares.

Voilà pour les cas d'urgence.

*
* *

Les EXOPTHALMIES LENTES ET PROGRESSIVES sont bilatérales ou monolatérales.

Vous connaissez *l'exophtalmie bilatérale de la maladie de Basedow.* Elle est réductible et s'accompagne d'un agrandissement de la fente palpébrale, d'une rétraction de la paupière supérieure qui découvre la cornée et ne suit pas les mouvements d'abaissement du globe. C'est le *signe de de Graefe*, c'est un signe capital de cette variété d'exophtalmie.

Une pression douce, exercée sur les globes, vous montre leur réductibilité et vous connaissez les autres signes du syndrome : goitre, tachycardie, tremblement, nervosité.

Il n'y a d'ailleurs de difficulté réelle qu'au début, dans les formes larvées. C'est alors que l'*angiome simple*, les *anévrismes artériels* ou *artérioso-veineux de l'orbite* peuvent prêter à confusion. Mais ils sont généralement unilatéraux. Cherchez de plus, comme toujours, le thrill, le souffle.

Vous aurez beaucoup plus de difficulté dans les exophtalmies *unilatérales*, *non réductibles* et à développement progressif.

Il peut s'agir ici de lésions inflammatoires chroniques ou de tumeurs, et ces affections ont pu, tantôt prendre naissance dans l'orbite même, tantôt venir des cavités du voisinage.

D'abord une première catégorie de malades souffrent,

deux grosses choses : pensez à la syphilis et faites examiner les sinus.

Penser à la *syphilis*, c'est donner le traitement hydrargyrique intensif et les résultats de ce traitement font faire le diagnostic *d'ostéopériostite syphilitique*.

Examiner les *sinus* peut conduire, d'autre part, au traitement des *sinusites kystiques* qui ont envahi l'orbite.

Vous verrez, enfin, des malades qui n'ont rien dans les sinus, chez lesquels le traitement mercuriel est sans action. Ils présentent une tuméfaction douloureuse périostée faisant corps avec l'os malaire. C'est une *ostéo-périostite tuberculeuse* qui tend à la suppuration. L'on rencontre assez souvent dans la rue des passants qui ont une cicatrice déprimée de la région temporo-malaire. Ce sont des malades de cette dernière catégorie qui ont guéri avec ou sans grattage.

En l'absence de sinusite kystique, de résultat du traitement par le mercure, d'évolution vers la suppuration froide, pensez aux *tumeurs*.

Ce peuvent être des sarcomes naso-pharyngiens ou des épithéliomas du voisinage qui envahissent l'orbite. Vous serez alors renseigné par l'examen des cavités voisines. Ce peuvent être, dans l'orbite même, des kystes dermoïdes, des kystes hydatiques, des cysticerques. C'est trop souvent un épithélioma de la glande lacrymale, un sarcome ou un fibro-sarcome nés dans l'orbite.

Pour séparer les uns des autres ces divers cas, conseillez non seulement la radiologie, mais encore pratiquez une ponction exploratrice prudente à la seringue de Pravaz. Trop souvent vous ne ramènerez que du sang qui confirmera le diagnostic de tumeur.

En procédant ainsi par élimination successive, vous ferez le diagnostic des affections orbitaires.

Si l'on excepte la maladie de Basedow qui est du domaine de la médecine et de la neurologie, le TRAITEMENT DES AFFECTIONS DE L'ORBITE ressortit à la thérapeutique spéciale.

Il est variable, suivant les cas, depuis la simple ponction jusqu'au curage de l'orbite. Mais, d'une façon générale, dites à vos malades et à leur entourage que rarement une opération curatrice sera conservatrice. Soit au cours de l'opération, soit après, le sacrifice du globe oculaire s'impose trop souvent.

XLI

CONDUITE A TENIR DANS LES PLAIES DE L'ŒIL

Examen méthodique d'un œil blessé. — Plaie cornéenne non perforante. — Perforation cornéenne. — Plaie de la région ciliaire. — Soins d'urgence et traitement consécutif. — Tendances conservatrices de la chirurgie oculaire.

On vous amène une personne blessée à l'œil. Informez-vous des circonstances de l'accident : contusion, piqûre, projection de corps étranger.

Examinez l'état des paupières : sont-elles fendues, contusionnées, tuméfiées par une réaction inflammatoire commençante?

Puis, doucement, à l'aide des deux index, palpez le globe, sans pression. Le sentez-vous résistant, normal sous la paupière? cela vous indique qu'il n'est pas perforé ou du moins qu'il n'est pas atteint d'une large plaie.

Au contraire, est-il mou? la plaie pénétrante est probable.

A-t-il comme disparu? il existe vraisemblablement une large issue du vitré.

Avec les doigts, car ici la manœuvre des écarteurs

pourrait être dangereuse, entr'ouvrez doucement les paupières.

Existe-t-il une plaie de la cornée?

Puis, regardez la pupille. Est-elle ovalaire, étirée, déformée, ce qui indique une hernie de l'iris? (*Pl.* VIII, *fig.* 64).

Y a-t-il du sang dans la chambre antérieure? (*Pl.* IX, *fig.* 71).

Apercevez-vous dans le champ pupillaire le reflet gris d'une cataracte traumatique?

Enfin, inspectez le reste du globe.

Y a-t-il une déchirure conjonctivale? Méfiez-vous, elle vous cache peut-être une plaie de la sclérotique.

S'il y a une plaie de la sclérotique, siège-t-elle dans la région du corps ciliaire ou plus en arrière?

Entrevoyez-vous la gelée du corps vitré faisant hernie au dehors?

*
* *

Vous trouvez une *simple plaie de la cornée* avec chambre antérieure normale, pupille non déformée et globe ayant conservé son tonus, il s'agit d'une plaie non perforante.

Le danger est ici l'infection.

Immédiatement, appuyez sur la région du sac pour voir s'il n'en sort pas du mucus ou du pus. Interrogez pour savoir si le malade n'avait pas du larmoiement ancien ou de la conjonctivite chronique. Car alors, *ulcère infecté à hypopyon* avec ses conséquences graves menace l'œil (*Pl.* VIII, *fig.* 63). Il faudrait immédiatement vider le sac lacrymal, le laver, faire ou faire faire le cathétérisme. Mais si les voies lacrymales sont saines, n'abusez pas des lavages antiseptiques. Contentez-vous d'instiller entre les paupières du malade étendu sur le dos cinq ou six gouttes du collyre :

Argyrol...........................	2 gr.
Eau stérilisée.........................	10 cc.

Laissez baigner largement les culs-de-sac quelques instants. Puis introduisez gros comme un pois de la pommade :

Poudre d'iodoforme finement porphyrisée............................	0 gr. 50
Sulfate neutre d'atropine............	0 — 02
Vaseline neutre *stérilisée*.............	10 —

L'atropine a l'avantage de dilater la pupille, de décongestionner le segment antérieur et de calmer les douleurs.

Pansement occlusif sec.

Si la plaie cornéenne s'accompagne d'une déformation de la pupille, d'un effacement partiel de la chambre antérieure, vous apercevez entre ses lèvres une hernie brunâtre déjà recouverte d'un exsudat fibrineux. C'est la *hernie de l'iris* (*fig.* 64).

Ne cherchez pas à la réduire. Il est bien probable que vous n'y réussiriez pas et que vous risqueriez d'introduire le loup dans la bergerie, c'est-à-dire que vous risqueriez d'ensemencer et d'infecter la chambre antérieure.

Mettez le même bain d'argyrol.

Modifiez suivant les circonstances la pommade iodoformée : s'il y a une plaie centrale de la cornée, incorporez l'atropine; si la plaie siège vers le limbe scléro-cornéen, gardez-vous de l'atropine, vous augmenteriez la hernie.

Mettez, au contraire, de l'ésérine suivant la formule:

Poudre d'iodoforme finement porphyrisée	0 gr. 50
Salicylate d'ésérine	0 — 02
Vaseline neutre stérilisée	10 —

Pansement occlusif sec. Propreté des paupières.

Dans le cas de plaie de la région ciliaire, de plaie de la sclérotique, de cataracte traumatique, surtout si vous soupçonnez la pénétration d'un corps étranger intra-oculaire, n'abusez pas des grands lavages avec des solutions antiseptiques irritantes pour les tissus de l'œil. Bornez-vous aux grandes instillations d'argyrol et à l'occlusion : pansement sec, s'il n'y a pas de l'œdème et des douleurs.

Hâtez l'intervention du spécialiste. Voici ce qu'il fera :

D'abord, il vérifiera et nettoiera les voies lacrymales.

S'il a un doute sur la présence d'un corps étranger intra-oculaire magnétique, il fera l'application de l'électro-aimant.

Il cautérisera une cornée infectée.

Il réséquera, le cas échéant, une hernie de l'iris, soit immédiatement, soit au bout de quelques jours.

Il pourra aspirer les masses molles d'une cataracte traumatique.

Sur une plaie sclérale étroite, il suturera la conjonctive; sur une plaie sclérale large, il prendra dans une fine suture à la fois la tunique fibreuse et la conjonctive.

Plus rarement, s'il n'y a pas de menace d'infection, il fera la *tarsorraphie médiane*, ce pansement physiologique idéal dont nous vous avons déjà parlé, laissant ainsi libres les deux angles par lesquels vous pourrez surveiller l'œil et introduire les médicaments.

Il faut pour toutes ces opérations un outillage délicat et l'habitude d'opérer sur l'œil.

Remarquez que les tendances conservatrices de la chirurgie trouvent ici leur application. Depuis l'ère aseptique, on ne sacrifie pas volontiers un œil d'emblée, même dans les cas de blessure grave du globe.

Il n'y a guère que les vives douleurs d'irido-cyclite, les menaces sérieuses d'ophtalmie symphatique qui décident de l'énucléation et la panophtalmie qui impose l'exentération (Voyez p. 308).

Avec de l'asepsie et une intervention rapide, vous contribuerez à conserver à des yeux blessés une partie de leur acuité visuelle, ou, du moins, la perception lumineuse.

XLII

CORPS ÉTRANGERS INTRA-OCULAIRES

Les corps étrangers méconnus. — Interrogatoire et circonstances de l'accident. — Examen. — L'électro-aimant et les corps étrangers magnétiques. — Corps étrangers non magnétiques et radiologie. — Pronostic fondé sur la blessure, le degré d'infection et la nature du corps étranger.

Un corps étranger intra-oculaire rend souvent borgne et peut rendre aveugle.

On sait qu'un œil est « crevé » quand un éclat a pénétré dans son intérieur et on a entendu parler des terribles dangers de l'ophtalmie sympathique.

Mais en réalité, dans la pratique, il est plus aisé qu'on ne le croit de méconnaître la présence d'un corps étranger dans l'œil.

Trois exemples récents de notre pratique le prouvent.

Un jeune garçon regarde un chauffeur qui répare son auto ; l'homme burine et l'enfant reçoit un éclat dans l'œil. On le conduit chez le médecin. Il y a une déchirure conjonctivale, une étroite plaie sclérale, mais le petit blessé y voit assez bien. Le médecin prescrit un collyre à l'atropine et de la pommade iodoformée.

Deux ou trois jours plus tard, la conjonctive est cicatrisée, tout semble rentré dans l'ordre ; médecin et parents s'en applaudissent, trop tôt, car un mois après la vision avait considérablement baissé. Il y avait un vaste décollement de la rétine et on retirait à l'électro-aimant un éclat métallique lancéolé de 3 millimètres de long.

Même histoire, ou presque, d'un serrurier qui, en burinant, reçoit dans l'œil un éclat de fer. L'inflammation est si légère, la vision si bonne que, malgré la petite plaie, un médecin méconnaît la présence d'un corps étranger profond. Six mois après, baisse de la vison, sidérose, c'est-à-dire incrustation de l'iris et des tissus de l'œil par la rouille. Nous diagnostiquons et retirons par l'électro-aimant un éclat qui occupait le corps ciliaire. Finalement, diminution importante de la capacité professionnelle.

Un troisième blessé réparait sa bicyclette, reçoit un éclat d'acier et voit un médecin qui le rassure sur la pénétration d'un corps étranger. Ce n'est que douze jours plus tard que la baisse visuelle et l'irido-cyclite font reconnaître la présence d'un éclat magnétique qui est ainsi enlevé tardivement à l'électro-aimant, dans des conditions moins favorables qu'au début.

Il serait aisé de multiplier ces exemples d'accalmies traîtresses qui font méconnaître un corps étranger profond de l'œil.

Pour éviter cette erreur, interrogez le blessé, examinez-le méthodiquement; ne négligez pas les procédés plus précis d'investigation des oculistes et des radiologues.

Les circonstances de l'accident permettent souvent d'affirmer la pénétration.

Un homme qui a reçu un éclat sur l'œil alors qu'il frappait sur de l'acier ou du fer avec un burin ou un marteau a les plus grandes chances d'avoir un éclat métallique dans l'œil.

Un ouvrier qui travaillait à la meule à émeri n'a souvent que des corps étrangers superficiels.

Un carrier peut avoir aussi bien un éclat de pierre qu'un éclat de fer venant de ses outils.

Un enfant, blessé en jouant par un éclat de capsule au fulminate, a souvent un éclat de cuivre dans l'œil.

A un chasseur blessé, il est impossible de dire d'emblée si un grain de plomb est resté dans l'œil ou l'a traversé de part en part.

Les petits éclats de bois sont rarement pénétrants.

L'examen des outils, limes, burins, marteaux, etc., n'a qu'une importance relative, car les petits éclats sont plus redoutables que les gros.

Dans tous ces cas, ou dans des cas analogues, ne dites jamais, *a priori*, «ce n'est rien», même si l'œil paraît peu atteint; de pareils commémoratifs doivent toujours rendre méfiant et attentif.

*
* *

Faites ensuite l'examen méthodique par l'éclairage latéral, l'étude des réflexes et de la lueur pupillaire.

Y a-t-il plaie cornéenne large ?

L'iris est-il déchiré ou fait-il hernie au dehors? (*fig*.64).

Le champ pupillaire est-il transparent ? est-il encombré par les masses molles d'une cataracte traumatique ?

La pupille est-elle paresseuse ou réagit-elle encore ?

De grands dégâts vous conduiront à croire à la présence du corps du délit. Mais il faut se méfier aussi des petites plaies cornéennes, de celles qui se font au niveau du limbe ou de la sclérotique. Parfois l'œil est à peine rouge et n'est pas diminué de tonus.

Si vous avez le moindre doute, réservez votre avis jusqu'à l'examen plus complet de l'oculiste, — qui dispose, entre autres, de l'électro-aimant, — et au besoin de celui du radiologue.

Le *grand électro-aimant* branché sur le courant électrique de ville est malheureusement encore peu répandu. C'est dommage, car beaucoup de corps étrangers intra-oculaires sont magnétiques et c'est un instrument très utile pour leur diagnostic et leur extraction.

Il est utile pour leur diagnostic, car en l'appliquant sur le globe et faisant passer le courant par intermittences, on provoque une douleur aiguë due à la mobilisation des plus petits éclats d'acier, de fer, de fonte, de nickel ou de cobalt.

Ce moyen est rarement infidèle et les échecs doivent être attribués aux cas où il s'agit de fonte peu magnétique ou d'éclats extrêmement petits.

L'électro-aimant est aussi sensible que les sidéroscopes qui comportent beaucoup de causes d'erreur.

Il est en même temps utile à l'extraction. De celle-ci, vous n'avez à savoir que peu de choses.

Elle peut se faire par la porte d'entrée si elle est béante. Souvent il faut attirer l'éclat magnétique dans la chambre antérieure et l'extraire à travers une brèche irienne et une petite incision cornéenne. Mais cela, c'est de la chirurgie spéciale difficile.

Indépendamment de toute infection, l'extraction est d'autant plus facile et a d'autant plus de chances de permettre la conservation de l'œil qu'elle est faite dans les heures qui suivent l'accident, avant que le corps étranger ait eu le temps de s'enkyster.

— Mais, les corps étrangers ne sont pas tous magnétiques. Que ferez-vous pour le grain de plomb, l'éclat de cuivre d'une capsule, l'éclat de pierre ou le morceau de verre ?

— Ici le diagnostic est beaucoup plus malaisé, et il faut demander le secours, souvent infidèle, du radiologue.

A la *radioscopie* on peut voir les corps étrangers assez volumineux ; par la *radiographie* on en enregistre de plus petits, mais la difficulté est de dire s'ils sont, ou non, dans l'œil. Le radiologue qui observe les déplacements de la tache suivant les mouvements de l'œil et qui prend des clichés dans plusieurs directions rend ici grand service à l'oculiste. Mais il l'aide seulement à faire le diagnostic. Et l'extraction, si elle est tentée par les moyens ordinaires, ne va pas sans compromettre gravement l'œil.

*
* *

Quand vous aurez reconnu l'existence d'un corps étranger intra-oculaire, on vous demandera les suites probables de l'accident; souvent même vous aurez à rédiger un certificat d'accident de travail.

Faites naturellement toutes les réserves et basez votre opinion sur trois choses que vous mentionnerez dans votre certificat : siège et étendue des lésions, chances d'infection, nature probable du corps étranger.

Vous avez des gens qui ont une cataracte traumatique partielle ou complète. Il faudra les opérer et le résultat visuel pourra finalement n'être pas mauvais.

Les plaies de l'iris ou du corps ciliaire sont plus graves et l'irido-cyclite même légère est une menace d'obstruction de la pupille, de décollement de la rétine et même d'ophtalmie sympathique.

La perte abondante du vitré offre le maximum de dangers. Et comme toujours, l'infection joue un rôle très important pour la gravité des suites.

Indiquez que tout corps étranger métallique doit être enlevé, mais ici vous avez deux choses importantes à considérer : l'infection et la nature du corps pénétrant.

L'infection, dans la métallurgie où le métal travaillé est porté à une haute température, est souvent minime avec un corps étranger petit. Un corps étranger plus gros, aseptique en soi, laisse derrière lui une brèche par où peuvent pénétrer les saprophytes de la conjonctive, agents habituels de la panophtalmie.

Enfin, un corps étranger sale inocule le globe.

Toutes les réserves sont donc justifiées, car le contenu oculaire, particulièrement le vitré, est un véritable milieu de culture à la température de 37°.

La nature du corps étranger a aussi, comme nous l'avons vu, une grande importance.

Tout éclat d'acier ou de fer déterminerait progressivement la perte de l'œil en incrustant de rouille l'iris et la rétine (sidérose).

L'éclat de cuivre s'élimine presque toujours en amenant un abcès et la fonte purulente de l'œil.

Le grain de plomb est souvent bien toléré, ne déterminant que des lésions mécaniques (hémorragie et décollement rétinien).

L'extraction se fait par l'électro-aimant dans les cas d'éclats magnétiques. C'est l'extraction essentiellement conservatrice.

Dans les autres cas, comme on ne dispose que des instruments ordinaires, on ne réussit guère l'extraction sans grands délabrements et souvent on abandonne la partie.

Les corps étrangers intra-oculaires sont du domaine de la chirurgie spéciale la plus délicate. Mais il était bon que vous eussiez des éléments pour renseigner immédiatement les blessés, leur entourage... et les compagnies d'assurance.

XLIII

AUTRES ACCIDENTS. — QUELQUES ERREURS DE PRONOSTIC A ÉVITER

Les erreurs de pronostic. — Contusion du globe et ses complications possibles, diagnostic et soins immédiats. — Brûlures de l'œil : impossibilité fréquente d'un pronostic immédiat ; soins d'urgence. — L'ecchymose simple des paupières et la fracture du canal optique. — Syndrome pupillaire qui permet d'éviter la confusion.

On ne pardonne guère aux médecins les erreurs de pronostic.

Savoir, c'est prévoir, si ce n'est pas toujours guérir; au moins est-il flatteur d'être bon prophète... et dangereux de se faire une réputation d'imprévoyance.

Or, il est toute une série d'accidents dans lesquels vous aurez plutôt à porter un pronostic qu'à intervenir activement. Par exemple, les contusions du globe, les brûlures de l'œil, les contusions fronto-orbitaires.

*
* *

Un blessé a une *contusion du globe oculaire*. Tantôt, il a reçu un violent coup de poing, tantôt il a été frappé plus légèrement en apparence, par un bouchon de champagne par exemple.

Rappelez-vous, sans parler des plaies par éclatement du globe, que les conséquences d'une contusion peuvent être des hémorragies, la luxation du cristallin avec hypertonie, le décollement de la rétine. Et procédez à un examen méthodique.

Faites lire votre malade, en couvrant soigneusement l'œil opposé. S'il a quelques difficultés à lire de fins caractères, cherchez la cause de cette *baisse visuelle*.

Y a-t-il du sang épanché sous la conjonctive? Cette *ecchymose sous-conjonctivale* peut être isolée ou associée à des lésions plus graves.

Examinez la cornée et la chambre antérieure à l'éclairage latéral : Y a-t-il de l'*hyphéma?* Ne voyez-vous pas dans la chambre antérieure comme « une grosse goutte d'huile » qui serait le *cristallin luxé* en avant de l'iris?

L'iris est-il déchiré? Dans les mouvements du globe subit-il une sorte de tremblotement (*iridodonésis*) qui indique qu'il n'est plus soutenu par le cristallin tombé en arrière dans le vitré?

La pupille est-elle dilatée? Réagit-elle à la lumière? Autrement dit, n'y a-t-il pas de *mydriase paralytique?*

Prenez votre miroir plan, éclairez la pupille. La lueur pupillaire peut être normale; elle peut être divisée par le bord sombre du cristallin luxé derrière l'iris. Ou bien la pupille peut être complètement inéclairable, ce qui fait penser à une grosse hémorragie dans le corps vitré.

Puis, faisant bien fixer votre doigt par le malade, projetez une lueur dans toutes les régions périphériques de l'œil blessé et demandez-lui s'il perçoit la lumière dans toutes les directions. S'il n'existe aucun rétrécissement du champ visuel, il n'y a pas de décollement de la rétine.

Cherchez enfin si le globe oculaire est dur. L'*hypertonie* coïncide souvent avec la luxation du cristallin.

Ce n'est que dans le cas où toutes ces recherches seraient négatives que vous pourrez conclure à une terminaison favorable de l'accident,

Autrement, les *hémorragies*, surtout celles du corps vitré, peuvent entraîner une baisse définitive de la vision.

Une *déchirure de l'iris* ou une *mydriase paralytique* provoquent de l'éblouissement de façon durable.

La *luxation du cristallin* est parfois bien tolérée, mais trop souvent suivie de glaucome secondaire. On peut tenter l'extraction du cristallin luxé dans la chambre antérieure ; mais dans les luxations profondes, quand le cristallin est tombé dans le corps vitré, il se produit souvent des accidents qui entraînent la perte de l'œil et même nécessitent l'énucléation.

Le *décollement traumatique de la rétine* est grave, mais son pronostic est amélioré par une ponction précoce bien exécutée.

Tous ces soins sont de la chirurgie spéciale ; bornez-vous à protéger l'œil par un pansement.

Quant au pronostic immédiat, rappelez-vous que dans toute contusion, le globe oculaire peut n'être pas éclaté et n'en avoir pas moins d'importants dégâts profonds. Ici encore, ne dites jamais « Ce n'est rien », sans avoir fait un minutieux examen.

*
* *

Toute BRULURE DE L'ŒIL, par un jet de vapeur, par un acide comme l'acide sulfurique, ou par un alcali caustique comme la potasse ou l'ammoniaque, provoque une réaction violente.

Ici deux dangers : le *leucome cornéen* simple ou adhérent (*fig.* 65 et 66) et le *symblépharon*, c'est-à-dire l'adhérence cicatricielle de la paupière et du globe (*fig.* 49, *sym.*).

Le blessé souffre, pleure, il y a de l'œdème des paupières, du chémosis, de la sécrétion.

En maniant les écarteurs de Desmarres, examinez la cornée. Mais ici ne vous laissez pas prendre aux apparences :

Souvent vous verrez une érosion qui vous paraîtra superficielle et vous serez tenté de porter un pronostic favorable. Attendez, car vous pourrez avoir la désagréable surprise de voir s'installer une opacité diffuse plus ou moins épaisse.

Faites toujours de prudentes réserves.

Un bon élément de pronostic, c'est la sensibilité de la cornée : si, la cherchant comme vous le savez, à l'aide de la tête mousse d'une épingle flambée, vous la trouvez normale, il y a lieu d'espérer qu'il s'agit d'une érosion épithéliale qui guérit sans laisser de traces profondes. Si la sensibilité cornéenne est diminuée, c'est l'annonce d'une destruction plus profonde et au moins d'un néphélion. Si l'anesthésie est complète, c'est la presque certitude du leucome épais.

Un autre élément de pronostic, c'est l'état de la conjonctive et des voies lacrymales, car l'infection et l'ulcère seraient la conséquence d'une conjonctivite et surtout d'une dacryocystite antérieures.

Tenez compte enfin dela nature de la brûlure :

Un jet de vapeur ou de flamme brûle souvent les paupières plus que l'œil.

Le vitriol inspire, à juste raison, une terreur salutaire, car l'on sait trop qu'il entraîne des cicatrices cutanées et l'ectropion, des cicatrices conjonctivales et le symblépharon, des cicatrices cornéennes, c'est-à-dire d'épais leucomes et même la phtisie du globe.

Les caustiques basiques, comme la potasse et l'ammoniaque sont aussi des plus dangereux, et pour les accidents en apparence peu importants, prêtent plus que les acides aux erreurs de pronostic. Nous avons vu un jeune homme qui reçut sur la cornée quelques gouttes d'ammoniaque. Il n'avait qu'une exulcération en surface qui eût guéri si elle avait eu une autre origine. Elle a abouti à une opacification totale de la cornée avec perte absolue de la vision de cet œil.

Après toute brûlure, lavez soigneusement à l'eau bouillie ou au sérum physiologique les culs-de-sac conjonctivaux. Introduisez entre les paupières la pommade :

Iodoforme finement porphyrisé.......	0 gr. 50
Chlorhydrate de cocaïne...............	0 — 10
Vaseline neutre *stérilisée*.............	10 —

Au besoin, instillez de l'argyrol à 1/10e s'il y a de la sécrétion.

Mobilisez fréquemment les adhérences de la conjonctive.

Et toujours, faites les réserves les plus absolues pour l'avenir de l'œil.

*
* *

Il y a enfin un cas où l'erreur de pronostic est encore plus facile, si l'on se contente d'un examen superficiel.

On vous appelle près d'un blessé qui, à la suite d'une chute de cheval ou de bicyclette, d'un coup de poing sur la face, présente une CONTUSION DE LA RÉGION FRONTO-ORBITAIRE.

Il a perdu connaissance pendant quelques instants, mais a bientôt repris ses sens.

Vous constatez une ecchymose des régions palpébrale et sourcilière. Vous écartez les paupières tuméfiées et vous découvrez un globe oculaire d'aspect normal et parfaitement mobile dans toutes les directions. Parfois même vous apercevrez un mouvement de la pupille qui se contracte. Ne dites pas encore « c'est un œil au beurre noir, ce ne sera rien », car ce blessé-là peut être borgne.

Ne lui demandez pas simplement s'il y voit clair, il vous dirait oui, mais *s'il y voit de chaque œil séparément.*

Examinez la réaction pupillaire à l'excitation lumineuse de l'œil blessé en couvrant soigneusement l'œil du côté sain. La contraction pupillaire que vous avez pu voir au début, c'est peut-être la réaction pupillaire à l'excitation consensuelle.

Or, vous trouverez des blessés qui, légèrement atteints en apparence, avec un œil d'aspect normal, n'y voient pas de cet œil. *Ils ont perdu le réflexe lumineux direct avec conservation du réflexe consensuel.* Vous vous rappelez que ce syndrome indique une lésion de la voie optique centripète. C'est vraisemblablement ici une *fracture du canal optique* ou tout au moins une *compression du nerf optique par hémorragie.* La voie sensorielle est donc coupée, la voie motrice est normale, car les nerfs moteurs passent dans la fente sphénoïdale qui est intacte.

Rien n'est fréquent comme de voir méconnaître au début cette fracture du canal optique.

Sans doute, dans les grandes fractures du crâne et de l'orbite, avec paralysie oculo-motrice, paralysie faciale, l'on porte un pronostic général réservé, et même si l'amaurose unilatérale accompagne la guérison du blessé, cette terminaison paraît relativement heureuse.

Mais, quand tout s'est borné au début à une brève perte de connaissance, à un saignement de nez, sans paralysie motrice, on peut être tenté de ne remarquer que l'ecchymose et de diagnostiquer une contusion simple. Et il est vexant, pour ne pas dire plus, d'apprendre que, quelques jours plus tard, le blessé a constaté de lui-même qu'il n'y voit pas de l'œil contusionné.

Dans le plus léger traumatisme crânien, étudiez bien le *réflexe lumineux direct* : s'il est aboli, faites de sérieuses réserves sur l'avenir de l'œil. On a bien vu le nerf optique recouvrer partiellement ses fonctions après la résorption d'hémorragies qui le comprimaient; mais le plus souvent il s'agit de fracture du canal optique et quinze jours ou trois semaines après, l'ophtalmoscope permet de constater une atrophie optique définitive.

Il n'y a pas, actuellement, d'intervention chirurgicale sûre et capable d'arrêter cette dégénérescence du nerf optique. Mais en faisant un diagnostic et un pronostic précoces vous vous épargnerez ces amers reproches dont, en pareil cas, deux de nos confrères furent accablés. Le public ne croit guère qu'un diagnostic précoce ne conduise pas toujours à une thérapeutique active et efficace. Il dit volontiers : « Il est borgne ; si l'on s'en fût aperçu plus tôt, on eût pu lui rendre la vue. »

Ce n'est malheureusement pas toujours vrai. Mais au moins, que nous puissions dire : « Il est borgne, je l'avais bien prévu ! »

La chose est d'importance, surtout en matière d'accidents du travail.

XLIV

ÉNUCLÉATION D'URGENCE
ŒIL ARTIFICIEL

Cas où l'énucléation immédiate s'impose.— Gliome de la rétine chez l'enfant.— Sarcome de la choroïde.— Ophtalmie sympathique.— Cas où l'énucléation est à conseiller. Glaucome absolu très douloureux.— Danger de l'énucléation dans la panophtalmie; exentération.— Amputation du segment antérieur.— Œil artificiel, comment le reconnaître.— Prothèse et soins locaux.

Le sacrifice d'un œil même douloureux ou aveugle coûte toujours beaucoup aux malades.

A plus forte raison, se refuse-t-on, trop souvent, à laisser enlever un œil dangereux qui a encore de la vision.

Il faut reconnaître, d'ailleurs, que l'énucléation d'un œil, même perdu, n'est pas une chose indifférente. Chez un petit enfant dont la tête et les orbites n'ont pas encore atteint leur développement, elle est suivie d'un arrêt de croissance unilatéral du massif facial supérieur, d'où grosse malformation.

Chez l'adulte, même malgré une bonne prothèse, il persiste souvent une certaine difformité : enfoncement de la paupière supérieure et immobilité relative de l'œil artificiel.

Ne prononcez donc pas à la légère, comme nous l'avons entendu, le mot d'ÉNUCLÉATION. Mais apprenez quand elle est nécessaire et sachez l'imposer.

Vous aurez des malades que leur œil met en danger de mort ; ce sont les enfants porteurs d'un gliome de la rétine, les adultes ayant un sarcome de la choroïde.

D'autres malades sont seulement menacés dans leur vue (ophtalmie sympathique). D'autres ont un œil douloureux, d'autres enfin un œil inutile et difforme.

*
* *

L'enfant porteur d'un GLIOME DE LA RÉTINE est souvent un bébé ; il a toujours moins de dix ans.

Méfiez-vous de tous les cas où la pupille d'un enfant est dilatée, immobile et présente un *reflet gris jaunâtre*, ce que l'on appelle l'œil de chat amaurotique. Couvrez l'œil sain, l'enfant n'y voit plus ou entrevoit à peine la lumière. Il peut s'agir parfois d'une de ces *panophtalmies froides* connues sous le nom de pseudogliomes qui rendent borgnes, mais ne menacent pas la vie. Peut-être aussi s'agit-il du gliome de la rétine, tumeur très maligne, qui envahit le nerf optique et par lui l'orbite et le cerveau. La seule chance de salut serait alors l'énucléation précoce, parfois le curage de l'orbite, chance de salut bien aléatoire, mais enfin des enfants survivent quoique odieusement déformés et on a vu des malheureux sauvés par la double énucléation !

Quel peut être votre rôle utile en ces pénibles occurrences ?

Ne soyez jamais insouciant ni optimiste. Faites faire un examen immédiat, l'opération précoce étant la seule chance non seulement de sauver l'enfant, mais de diminuer la difformité.

Il faut tenir aux parents ce langage :

« Votre enfant a une tumeur maligne qui gagnera vite le cerveau, si l'œil n'est pas immédiatement enlevé. Il est impossible actuellement de savoir si cette tumeur est encore localisée à l'œil ou si elle n'a pas gagné dans la profondeur. Si, au cours de l'opération, nous trouvons le nerf optique envahi, autorisez-nous à curer l'orbite.

« La difformité de votre enfant sera dans ce cas beaucoup plus grave, mais c'est la seule chance de lui sauver la vie. »

La conformité d'opinion et de langage de l'oculiste et du médecin traitant est le seul moyen de convaincre rapidement des parents.

*
* *

Un malade adulte, atteint de SARCOME DE LA CHOROÏDE, s'aperçoit, au début, d'une gêne visuelle due au décollement de la rétine par la tumeur.

A une période plus avancée, il souffre de l'hypertonie du glaucome secondaire.

Ce sont là des circonstances qui, généralement, l'amènent vite à consulter.

Le diagnostic, ici encore, est délicat. Votre rôle sera d'appuyer l'oculiste qui conseille l'énucléation et d'expliquer discrètement, mais avec fermeté, que la conservation de l'œil pourrait amener un cancer du foie ou du poumon.

On peut d'avance préciser assez bien l'importance de l'opération, car, contrairement au gliome, le sarcome envahit l'orbite en effondrant la coque sclérale. On se rend assez bien compte par l'examen si la tumeur est restée intra-oculaire ou si elle déborde dans l'orbite.

De concert avec l'oculiste, vous pourrez donc, généralement, avant l'intervention, indiquer l'étendue du délabrement inévitable.

L'idéal est encore d'opérer vite. Peu de malades, pourtant, ont la confiance et l'énergie du client de l'un de nous, qui fut sauvé par l'énucléation d'un œil dont l'acuité centrale était encore excellente. Il présentait seulement un décollement périphérique de la rétine soulevée par un petit sarcome du corps ciliaire.

Les chances de survie, dans tous les cas, sont directement proportionnelles à la rapidité de l'énucléation.

*
* *

Vous aurez des malades que leur œil risque de rendre aveugles. Ils sont menacés d'ophtalmie sympathique, qu'elle se produise sous la forme d'une irido-cyclite ou qu'elle frappe le nerf optique.

Vous savez que l'OPHTALMIE SYMPATHIQUE est une affection qui rend traîtreusement aveugle un individu préalablement borgne ou presque borgne.

Pensez-y chez trois catégories de malades :

D'abord chez les blessés qui ont une irido-cyclite en activité.

Puis chez les anciens blessés qui paraissent guéris et ont une irido-cyclite refroidie.

Surtout enfin, chez ceux qui ont conservé un corps étranger profond siégeant dans la région ciliaire.

Chez tous ces malades, le plus petit trouble visuel de l'œil sain doit vous donner l'alarme. N'attendez pas que l'œil rougisse et devienne douloureux pour le faire examiner. Une simple paresse de la pupille, une exsudation cyclitique discrète, un flou de la papille suffiront à indiquer à l'oculiste le début de l'affection.

La nature et la pathogénie de l'opthalmie sympathique sont mal connus, mais pratiquement l'expérience a, depuis longtemps, montré que la seule façon de sauver l'œil sympathisé est *d'énucléer rapidement l'œil sympathisant*.

Il faut ici aller encore plus vite qu'en cas de tumeur ; l'hésitation est funeste et de Graefe disait *d'énucléer plutôt à tort dix yeux aveugles que de laisser perdre le bon œil d'un borgne*.

Considérez-vous donc comme préposé à la garde de l'œil sain de vos clients borgnes.

*
* *

Il y a des cas enfin où l'énucléation a plutôt pour but le soulagement du malade que la sauvegarde de sa vue ou de sa vie.

Ce sont d'abord les cas de GLAUCOME CHRONIQUE très douloureux. Ici, si les ponctions de l'œil hypertonc n'ont pas soulagé le malade, on peut être amené à l'énucléer.

Puis ce sont les cas de PANOPHTALMIE, c'est-à-dire d'infection purulente du vitré consécutive à un ulcère cornéen, à une plaie, à une septicémie endogène (fièvre puerpérale). L'œil est plein de pus, atrocement douloureux ; l'état local s'accompagne de fièvre et d'un mauvais état général.

Le sacrifice de l'œil n'est pas difficile à obtenir, car le malade se rend bien compte que son état est grave et son œil perdu.

Une opération s'impose. Mais un oculiste prudent ne fait pas dans ces cas l'énucléation. Elle ouvrirait nécessairement les voies veineuses dans un foyer infecté et serait parfois suivie d'une phlébite des sinus et d'une méningite mortelle.

On se contente généralement de faire sauter la cornée, ouvrant ainsi le globe comme on ouvre un abcès.

D'autres font l'*exentération*, c'est-à-dire vident la coque oculaire. Il est même prudent de ne pas utiliser la curette tranchante et de faire au thermo-cautère l'exentération ignée (de Lapersonne).

L'avantage de cette opération, est d'éviter l'infection veineuse et de conserver un moignon mobile qui supporte bien l'œil artificiel.

L'énucléation peut encore être faite dans un but purement esthétique chez des malades borgnes à vaste staphylome cornéen et à œil buphtalme.

Dans ces cas, pour faciliter et améliorer la prothèse, l'on substitue le plus possible à l'énucléation l'*amputation du segment antérieur* qui conserve un moignon sur lequel restent insérés les muscles moteurs de l'œil.

Mais une pareille opération ne met pas absolument à l'abri de l'ophtalmie sympathique tardive. Et si vous pouvez la conseiller dans une clientèle aisée qui se surveille, il vaut mieux n'en point parler dans le monde du travail, forcément plus insouciant.

*
* *

A propos des YEUX ARTIFICIELS il y a des erreurs un peu ridicules à éviter et des conseils à donner.

Il est vexant de ne pas reconnaître qu'une personne porte un œil de verre; et il serait quelque peu humiliant de chercher, comme nous l'avons vu faire, les réflexes pupillaires d'une coque en émail.

Après toute énucléation, il y a essentiellement une dépression de la paupière supérieure. La pièce artificielle la mieux faite ne la comble pas.

Un profond *sillon*, siégeant d'un seul côté, au niveau de la paupière supérieure, au-dessous de l'arcade sourcilière, est l'inévitable marque d'un œil artificiel.

C'est à ce sillon et aussi à son léger enfoncement que vous le reconnaîtrez, plus qu'à son immobilité relative.

En cas d'énucléation complète, il a encore de

légers mouvements dus à la mobilisation de la conjonctive par les muscles restés dans l'orbite. Dans les amputations du segment antérieur, les mouvements de la coque artificielle peuvent être très étendus.

Chez une personne maigre, à yeux très enfoncés, à coque artificielle bien mobile, s'il vous arrivait d'hésiter, l'immobilité de la pupille lèverait vos doutes.

Si, par hasard, on vous demandait des avis sur les précautions à prendre après la prothèse, faites instiller du collyre d'argyrol (10 0/0) ou de sulfate de zinc 1 0/0 dans la cavité.

Conseillez de renouveler tous les ans la pièce qui devient rugueuse et irritante.

Faites surveiller par l'oculiste le moignon atrophique, s'il y en a un.

XLV

HÉMIANOPSIE

Hémianopsie latérale homonyme. — Explication anatomique. — Siège de la lésion causale. — Hémianopsies bitemporale et binasale.

Un malade, le plus souvent âgé, artério-scléreux, vous dit qu'il y voit mal d'un côté et le plus souvent il attribue ce trouble à une lésion de l'œil du même côté.

En couvrant l'œil du côté opposé, vous constatez que le malade peut lire de ce qu'il appelle « son mauvais œil »; mais cherchez son champ visuel, il ne voit pas dans la direction de la tempe, il voit seulement vers son nez.

Examinez l'œil que le malade croit être le bon; il peut aussi lire, mais inversement, il voit vers la tempe et ne voit plus vers le nez.

C'est l'HÉMIANOPSIE LATÉRALE HOMONYME. Si un spécialiste inscrivait au périmètre le champ visuel, il vous enverrait un graphique analogue à celui-ci, d'un de nos malades (*fig.* 127).

L'hémianopsie est *latérale* car les points de fixation

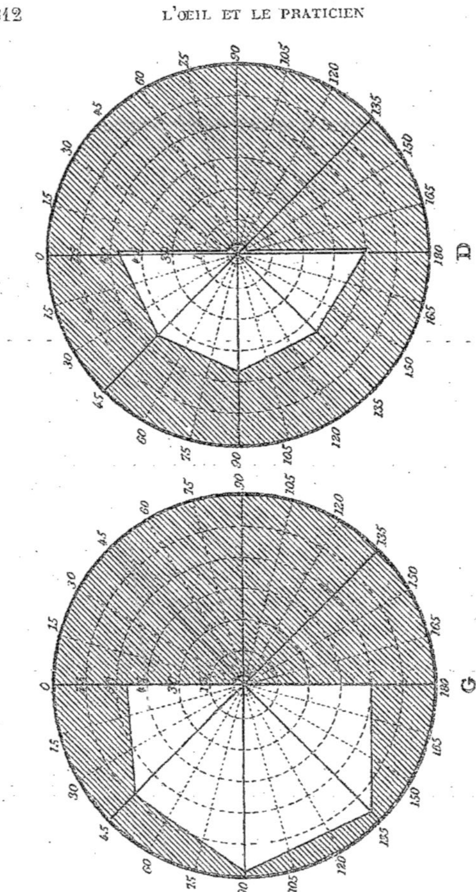
G
D

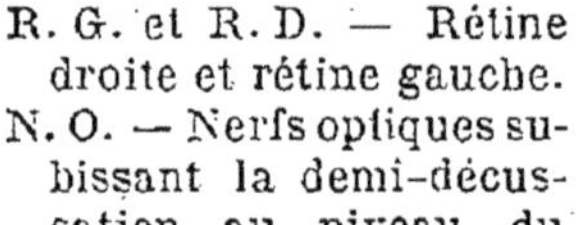

R. G. et R. D. — Rétine droite et rétine gauche.
N. O. — Nerfs optiques subissant la demi-décussation au niveau du chiasma C.
B. O. — Bandelettes optiques.
C. O. et T. Q. — Couches optiques et tubercules quadrijumeaux.
R. — Radiations optiques.
L. O. — Lobes occipitaux et centres corticaux de la vision.
III. — Centre des mouvements des pupilles.

Une lésion siégeant par exemple en R au niveau des radiations optiques gauches donne de l'hémianopsie latérale homonyme droite.

Une lésion siégeant en G. V. donne de la cécité verbale et peut en atteignant dans la profondeur les radiations optiques gauches donner en même temps de l'hémianopsie droite.

Enfin une lésion siégeant en B. O. donne également une hémianopsie homonyme droite.

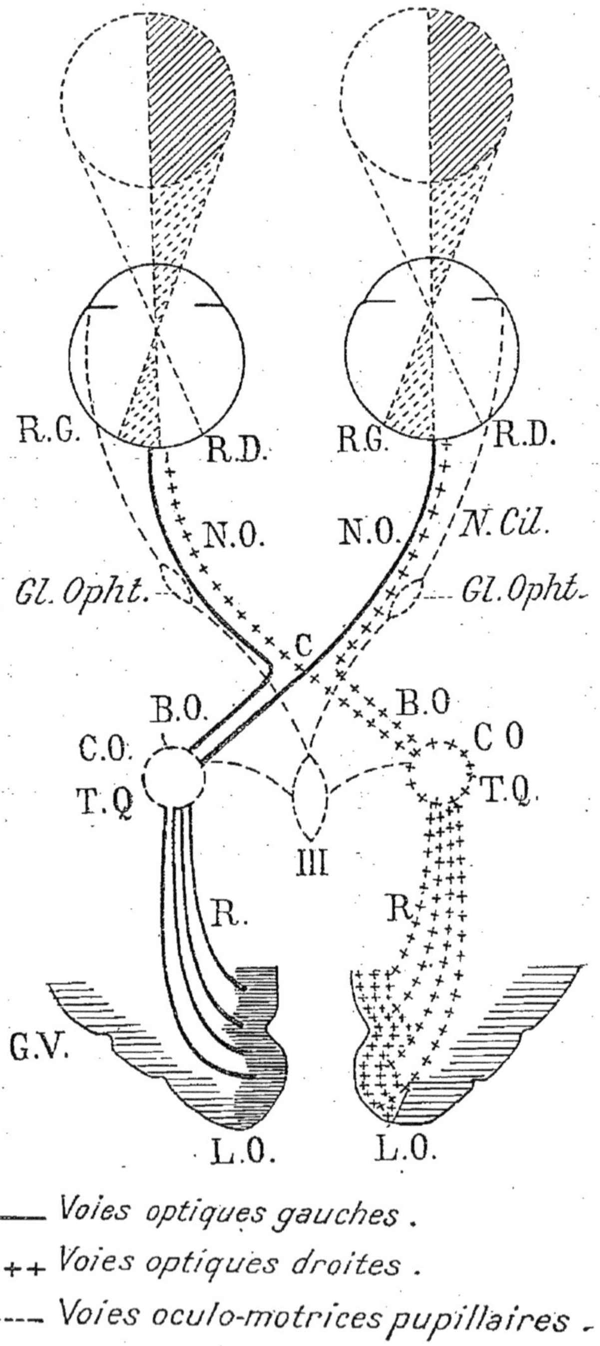

———————— *Voies optiques gauches.*
+++++++++ *Voies optiques droites.*
- - - - - - - - *Voies oculo-motrices pupillaires.*

FIG. 128. — Schéma des voies optiques et lésions produisant l'hémianopsie.

sont intacts, le malade voit bien en face et mal seulement en côté.

L'hémianopsie est *homonyme*, car chaque œil voit mal d'un même côté, droit ou gauche, ces mots indiquant ici la moitié supprimée de l'espace.

Vous savez la disposition anatomique des voies optiques que Newton avait théoriquement devinée au siècle dernier et que la méthode anatomo-clinique a fait connaître d'une façon précise.

En étudiant le schéma ci-contre vous vous remettrez au besoin en mémoire les points suivants (*Pl.* XII, *fig.* 128) :

1° C'est la moitié droite de chacune des rétines qui voit à gauche (dans l'espace) et la moitié gauche qui voit à droite.

2° Le nerf optique de l'homme subit dans le chiasma la *semi-déçussation*, de telle sorte que pour l'œil droit, par exemple, les fibres émanées de la moitié droite de la rétine se rendent directement dans la bandelette optique droite, tandis que les fibres émanées de la moitié gauche de la rétine du même œil franchissent la ligne médiane pour se rendre dans la bandelette optique gauche.

3° Chaque bandelette optique droite est constituée par les fibres venant de la moitié droite de chacune des rétines ; chaque bandelette, gauche par les fibres venant de la moitié gauche de chaque rétine. Ces fibres, après relais dans les centres optiques primaires (couche optique et tubercules quadrijumeaux), se rendent dans les radiations optiques et dans l'écorce du lobe occipital (centre visuel cortical).

C'est donc le cerveau droit qui répond à la moitié droite des rétines et voit vers la gauche; le cerveau gauche qui répond à la moitié gauche des rétines et voit vers la droite.

Ces notions anatomiques et physiologiques vous permettront de localiser les lésions de notre malade dans la moitié du cerveau opposée à son hémianopsie.

Mais quel est le siège exact de la lésion?

Il est bien évident qu'en principe elle peut siéger dans l'écorce occipitale, les radiations optiques, la couche optique ou la bandelette optique.

L'examen des pupilles peut conduire à préciser la localisation.

Si un rayon lumineux projeté sur la moitié insensible de la rétine ne produit pas de contraction ou une contraction paresseuse de la pupille, la lésion siège dans les bandelettes, avant l'association sensorio-motrice de la voie réflexe pupillaire, qui se fait au niveau de la couche optique et des tubercules quadrijumeaux.

Si les pupilles se contractent parfaitement, la lésion siège au delà des centres optiques primaires, soit dans les radiations, soit dans l'écorce. Mais nous avons déjà dit que cette *réaction hémiopique de Wernicke* était difficile à chercher, car il n'est pas facile de localiser l'excitation lumineuse à une moitié de rétine.

Une hémianopsie latérale homonyme droite, coïncidant avec la *cécité verbale*, indique une lésion de l'hémisphère gauche qui a gagné en profondeur les radiations optiques.

Des signes d'artério-sclérose, de méningite, ou d'autres symptômes de lésion corticale avec hémianopsie indiquent une lésion du cunéus, c'est-à-dire de la zone visuelle de l'écorce occipitale.

L'HÉMIANOPSIE BILATÉRALE peut rendre aveugle (CÉCITÉ CORTICALE), mais c'est une curiosité clinique que l'hémianopsie bilatérale de ces gens qui, en un ou deux ictus, perdent tout leur champ visuel et gardent seulement la vision centrale par intégrité des deux faisceaux maculaires.

N'insistons pas sur la nature de la lésion ; foyers de ramollissement ou tumeurs, ni sur les syndromes concomitants qui peuvent être très variés.

* * *

Plus rarement, vous verrez une HÉMIANOPSIE BI-TEMPORALE. Elle est le résultat d'une compression de la partie médiane postérieure du chiasma optique. Cherchez alors ce qui peut être une cause de compression, hypertrophie ou tumeur du corps pituitaire avec syndrome d'acromégalie, empyème du sinus sphénoïdal.

L'hémianopsie nasale hétéronyme est une rareté d'intérêt tout anatomique ; elle résulte d'une compression bilatérale symétrique du chiasma, souvent par des artères scléreuses dilatées.

En résumé, ce qui est fréquent c'est l'hémianopsie latérale homonyme. Trop souvent, elle est méconnue au moment d'un ictus ; ensuite elle est mal discernée par le malade. En explorant méthodiquement le champ visuel, vous la découvrirez.

Ici encore l'intérêt du diagnostic nous consolera au moins un peu de notre impuissance thérapeutique.

XLVI

PETITE CHIRURGIE OCULAIRE DU PRATICIEN

Lavages de l'œil. — Instillation d'un collyre. — Application d'une pommade. — Badigeonnage et cautérisation de la conjonctive. — Scarification et massage. — Bains d'œil. — Applications chaudes et vaporisations. — Extraction d'un corps étranger superficiel. — Pansements secs et pansements humides. — Bandeau flottant. — Lunettes fumées.

A l'encontre du préteur romain, le médecin doit, en clientèle, prendre soin des plus petites choses. On lui demandera des renseignements sur le lavage de l'œil, l'instillation des collyres, l'introduction d'une pommade. Il doit intervenir directement pour extraire un corps étranger superficiel de l'œil, pour faire un pansement.

De toutes ces choses il ne faut rien ignorer ni rien laisser au hasard. Cette petite chirurgie oculaire est, d'ailleurs, bien simple.

*
* *

Les SOLUTIONS employées pour laver les paupières, nettoyer les cils, baigner la conjonctive doivent agir plutôt mécaniquement que chimiquement. Ici encore l'asepsie est préférable à l'antisepsie ; ainsi, par exemple, le sublimé est très mal supporté par le globe oculaire.

Prescrivez des solutions très faibles, par exemple celle-ci :

Cyanure d'hydrargyre...............	0 gr. 20
Eau stérilisée........................	1 litre

Cette solution au 1/5000e est bien tolérée. La vieille *eau boriquée* à 4 0/0, bien préparée avec de l'eau bouillie, n'a pas une grande action antiseptique, mais elle a l'avantage d'être sensiblement *isotonique* aux larmes et non irritante. Pour elle, comme cela arrive souvent, l'empirisme avait devancé les conclusions de l'expérimentation exacte et l'on utilisait précisément une solution dont on a vérifié depuis les avantages au point de vue physique.

L'eau bouillie des infusions de camomille *aseptiquement préparées* peuvent, de même, être employées couramment pour les lavages de l'œil.

Mais l'on vous demandera bien souvent : « Docteur, vaut-il mieux se laver les yeux à *l'eau chaude ou à l'eau froide ?* » C'est une question quotidienne qui prend presque le caractère d'une scie.

Conseillez les solutions tièdes, les plus agréables dans la pratique, pour les lavages hygiéniques des paupières ou pour débarrasser les cils de la sécrétion avant l'instillation des collyres.

Réservez les solutions très froides ou très chaudes pour les cas où vous voulez en tirer un effet thérapeutique, comme dans les inflammations de l'œil.

*
* *

Le COLLYRE est une solution destinée à être instillée entre les paupières.

Si vous prescrivez des *collyres antiseptiques* comme les collyres au nitrate d'argent et à l'argyrol, ils peuvent être mis dans des flacons ordinaires bien bouchés; l'instillation en sera faite au moyen d'un compte-gouttes simple, préalablement bouilli et conservé à l'abri des poussières.

Mais si vous prescrivez un collyre *faiblement antiseptique* comme les collyres au sulfate de zinc ou *nullement antiseptique* comme les collyres à la cocaïne, à l'atropine ou à la pilocarpine, faites-le mettre dans un flacon compte-gouttes stérilisé, afin d'éviter les manipulations du compte-gouttes séparé qui, fatalement, ensemenceraient le collyre.

Faites de même une différence dans le *mode d'instillation*.

Le collyre antiseptique agit en surface par son contact avec la muqueuse conjonctivale. Le malade doit donc être couché, ou assis la tête bien renversée en arrière; des doigts de la main gauche, on écarte largement ses paupières, en le priant de regarder en bas (au besoin, on retourne la paupière supérieure) et on arrose largement la conjonctive. On peut même alors saisir les cils, les tirer en avant, pour créer ainsi une cavité dans laquelle séjourne le collyre qui baigne l'œil.

Un collyre destiné à être absorbé par les tissus, comme le collyre à l'atropine ou à la pilocarpine, peut être instillé en petite quantité.

Faites renverser bien en arrière la tête du patient, de l'index gauche tirez légèrement en bas la paupière inférieure et déposez une ou deux gouttes du collyre dans le cul-de-sac inférieur.

Vous ferez aisément et élégamment cette petite manœuvre, si vous avez soin d'appuyer sur la face du patient le bord cubital de la main droite qui met le collyre. D'ailleurs, dans toute manœuvre de grande ou de petite chirurgie oculaire, une petite *précaution essentielle est d'avoir la main appuyée sur un point de la face voisin de l'œil.*

Mais l'instillation des collyres d'ailleurs n'est pas toujours aussi simple chez les malades vivement photophobes et surtout chez les enfants indociles ou effrayés qui se débattent.

Commencez toujours par bien placer votre malade, assis ou mieux couché, avec la tête bien renversée, de façon à ce que la face soit dans un plan horizontal.

Pour un malade photophobe, mais plein de bonne volonté, écartez vous-même les paupières avec vos deux pouces et demandez à un aide de faire tomber les gouttes (*fig.* 129).

Pour les enfants qui se défendent, asseyez-vous et faites asseoir votre aide en face de vous, mais tourné de telle façon que la tête de l'enfant étendu sur ses genoux vienne s'immobiliser entre vos deux genoux. Versez quelques gouttes du collyre dans l'angle interne entre-baillé des paupières obstinément fermées, reposez le compte-gouttes et, de vos deux pouces, achevez doucement d'écarter les paupières jusqu'à ce que le collyre pénètre dans leur intervalle. Recommencez pour l'autre œil s'il y a lieu. Et surtout ne vous laissez pas

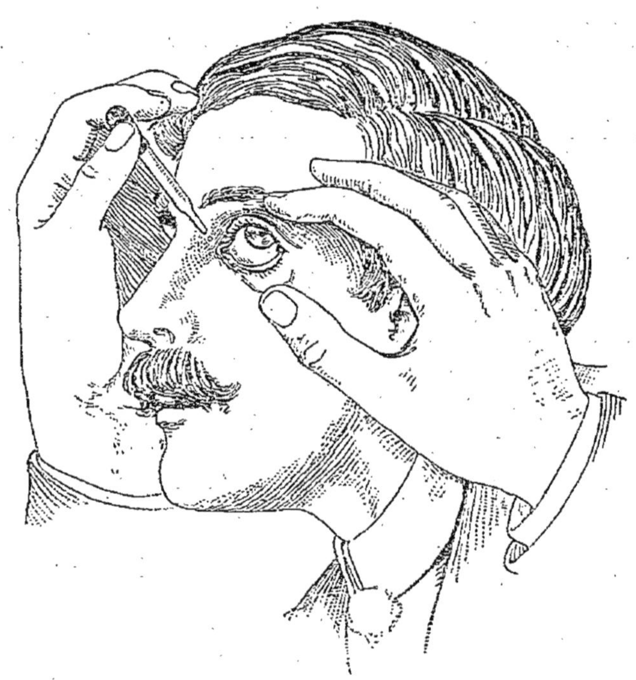

Fig. 129. — Instillation d'un collyre.

énerver comme l'entourage par les cris déchirants que poussera l'enfant pendant cette courte intervention. Vous ne pouvez lui faire ainsi aucun mal et son œil court bien moins de risques qu'avec un compte-gouttes qu'on voudrait introduire, de force, entre les paupières.

*
* *

Dans les prescriptions des POMMADES, il faut toujours avoir soin d'indiquer que la vaseline employée doit être parfaitement *neutre* et les sels incorporés parfaitement *porphyrisés*.

L'*oxyde jaune d'hydrargyre*, d'un usage si fréquent, doit être bien lavé pour être débarrassé de toute trace de sublimé. C'est à une préparation insuffisante que l'on doit ces intolérances pour les pommades et en particulier pour la *pommade jaune* dont se plaignent tant de malades.

Pour introduire une pommade entre les paupières, il faut employer une spatule en verre, à palette mousse, stérilisée par l'ébullition. Les pinceaux qui sont sales et perdent leurs poils ne sont plus de notre temps.

A l'aide de cette spatule, déposez gros comme un pois de la pommade dans le cul-de-sac inférieur légèrement déplissé, puis saisissez les cils de la paupière supérieure et rabattez-la au-dessus du bord libre de la paupière inférieure. Ainsi le flot de larmes qui se mélange mal à la pommade ne peut pas l'entraîner sur la joue.

Si le malade est docile et votre main assez exercée, introduisez de préférence la pommade sous la paupière supérieure. Elle sera mieux en contact avec la cornée, puisque dans l'œil fermé le globe est révulsé en haut et elle ne sera pas entraînée aussi vite par les larmes. Pour cela, de la main gauche, tirez légèrement par les cils la paupière supérieure un peu en bas et en avant, et dites à votre malade de regarder fortement en bas. Dans le large intervalle qui vous apparaîtra ainsi entre l'œil et la paupière, votre spatule abandonnera facilement sa pommade qui sera entraînée dans le cul-de-sac supérieur par le retour en haut du globe. Léger massage de la paupière avec un tampon d'ouate pour bien étendre la pommade.

Chez les enfants indociles et photophobes l'introduction des pommades offre les mêmes difficultés que l'instillation des collyres. Faites coucher l'enfant en face de vous, maintenez sa tête entre vos genoux, et écartez les paupières, tandis qu'un aide déposera la pommade sur leur bord ou sur leur face profonde éversée, saisissez les cils et les tirant en avant, empêchez que le flot de larmes n'entraîne la pommade.

*
* *

Pour BADIGEONNER et CAUTÉRISER en surface les conjonctives, n'employez plus de pinceaux, mais un peu d'ouate hydrophile enroulée à l'extrémité mousse d'une baguette de verre. Passez doucement, sans frotter, sur les conjonctives des paupières retournées.

Les SCARIFICATIONS de la conjonctive se font dans les conjonctivites chroniques. Instillez un collyre au chlorhydrate de cocaïne à 2 0/0, retournez la paupière supérieure et, avec un scarificateur de Desmarres, faites des incisions très superficielles, distantes d'un millimètre, et, autant que possible, parallèles au bord libre de la paupière.

Pour MASSER la conjonctive palpébrale, instillez deux gouttes de cocaïne à 2 0/0, attendez trois minutes, retournez la paupière supérieure et frottez énergiquement la conjonctive pendant une demi-minute avec votre pouce bien lavé et enduit d'acide borique porphyrisé.

Mieux encore, frottez la conjonctive au moyen d'un tampon de coton solidement roulé à l'extrémité d'une baguette de verre et trempé dans la poudre d'acide borique.

Faites suivre le massage d'un lavage à l'eau bouillie.

*
* *

Expliquez au patient comment doivent être pris les BAINS D'ŒIL. *Les paupières sont, au préalable, nettoyées à l'eau et au savon.*

Une œillère stérilisée par ébullition est remplie de la solution prescrite, tiédie au bain-marie ou coupée de moitié eau bouillie chaude, si elle a été dosée dans cette intention.

Le malade penche la tête en avant, applique hermétiquement l'œillère sur les paupières fermées, ouvre l'œil dans le bain et redresse la tête. La solution baigne le globe.

Durée du bain : deux minutes.

*
* *

L'efficacité de la CHALEUR HUMIDE dans les affections

oculaires les plus variées a été unanimement vantée dans tous les temps. Depuis Hippocrate, qui en était un partisan convaincu, il n'est pas de jour où nous n'en trouvions l'indication oculistique.

Elle provoque certainement un relâchement des tissus et une vaso-dilatation qui activent la phagocytose et la diapédèse dans tout le segment antérieur. Sous son influence, la rougeur et la douleur s'amendent, la cornée se défend mieux, l'hypopyon se résorbe, l'iris, rebelle jusque-là à l'action de l'atropine, se laisse dilater.

Dans votre pratique, suivant les cas ou les moyens dont vous disposez, vous l'emploierez de trois manières : en compresses chaudes humides, en bains de vapeur ou fumigations, en douches de vapeur avec un vaporisateur.

Les COMPRESSES CHAUDES s'appliquent sur l'œil fermé, le patient étendu sur son lit. On imbibe une épaisse rondelle d'ouate hydrophile, assez grande pour recouvrir la région orbitaire, avec un liquide chaud (40 à 45°), eau bouillie, infusion ou solution dont la nature importe peu, pourvu qu'il ne soit pas irritant pour la peau. (L'eau boriquée chaude en compresses altère les épidermes délicats.)

On recouvre momentanément d'un carré d'imperméable et on retrempe la compresse toutes les trois minutes pour la réchauffer.

Vous pouvez aussi, sans déplacer la compresse, la faire arroser d'un peu d'eau chaude.

Durée : un quart d'heure ou plus et renouveler fréquemment.

Les compresses chaudes vous rendront des services dans toutes les affections du segment antérieur. Dans les affections suppuratives des paupières (orgeolet, blépharite), elles jouent le rôle de pansement humide chaud ou de cataplasme. Mais il est bon alors de les imbiber avec la solution de cyanure de Hg à 1/5000 pour éviter l'ensemencement des germes.

Les FUMIGATIONS ou bains de vapeur ont pour but de mettre l'*œil ouvert* en contact avec la vapeur qui se dégage d'eau bouillante additionnée ou non d'extraits aromatiques.

Deux procédés sont employés : Ou bien le patient se met au-dessus d'une cuvette d'eau bouillante avec pardessus la tête, une couverture qui empêche la vapeur de s'échapper. Ou bien, avec un entonnoir renversé placé sur le récipient d'un réchaud à alcool par exemple, il dirige sur son œil malade bien ouvert la vapeur que l'ébullition fait partir par le tuyau.

Les VAPORISATIONS se font avec un vaporisateur. Deux types de vaporisateurs sont employés : les modèles habituels ne doivent pas être trop remplis, car ils peuvent donner lieu à des projections d'eau bouillante dans l'œil si l'ébullition est vive. Les vaporisateurs genre Laurenzo, construits spécialement pour les yeux, ont de gros tubes pour éviter ce danger.

Devant la table sur laquelle est posé le vaporisateur arrivé à l'ébullition, faites asseoir votre malade assez haut pour que les jets de vapeur arrivent bien sur les yeux. Fermez un tube si un seul œil est malade.

Commencez à 20 centimètres, l'œil fermé, puis faites-le ouvrir. Le patient, voyant qu'il supporte bien ce souffle chaud et humide, s'approchera petit à petit aussi près qu'il pourra.

Prolongez un quart d'heure et même beaucoup plus.

L'efficacité thérapeutique des fumigations et surtout des vaporisations est remarquable : les malades qui souffrent les recommencent volontiers plusieurs fois dans la journée. Leur action est comparable, mais supérieure, à celle de compresses chaudes, pour l'atténuation des douleurs et du blépharospasme dans toutes les affections du segment antérieur (kératite phlycténulaire, ulcère cornéen, iritis, irido-cyclites, etc.). Elles ont de plus une action très favorable sur la réparation des ulcères cornéens. Des ulcères à hypopyon d'une extrême gravité, ayant résisté aux traitements les plus énergiques, y compris la cautérisation ignée, semblèrent ne céder que grâce à des vaporisations faites d'assez près pour atteindre à la surface de la cornée une température élevée.

*
* *

L'EXTRACTION D'UN CORPS ÉTRANGER SUPERFICIEL est de pratique journalière.

Cherchez d'abord les corps étrangers de la conjonctive à leur lieu d'élection : retournez la paupière supérieure, vous verrez le grain de charbon, le grain de sable dans le sillon du tarse parallèle au bord libre.

A l'aide d'un instrument mousse flambé, il sera le

plus souvent facile à enlever. Sinon, il faudrait, après instillation de quelques gouttes de cocaïne, utiliser la spatule ou l'aiguille à corps étranger.

Beaucoup de médecins emploient ainsi l'aiguille en platine montée sur leur seringue hypodermique ; c'est un instrument maniable, facile à flamber et que l'on a toujours sous la main. Mais il demande une grande prudence à cause de l'acuité de sa pointe.

Si l'éclairage latéral vous montre un corps étranger cornéen, instillez plusieurs gouttes de cocaïne à 2 0/0. Faites tenir par un aide la tête bien renversée en arrière. Ecartez les paupières avec la main gauche et

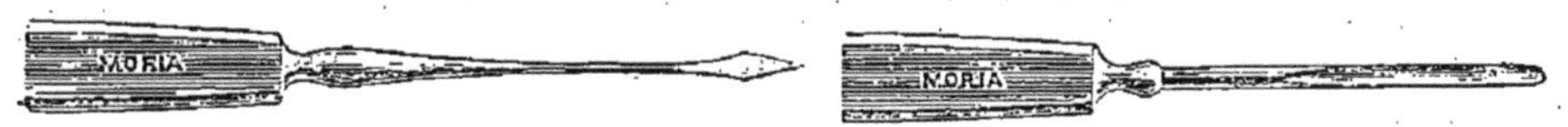

Fig. 130. — Aiguille. Fig. 131. — Gouge.
Pour l'extraction des corps étrangers de la cornée.

repérez bien le corps étranger par l'éclairage latéral. De la main droite armée de l'aiguille ou mieux de la petite gouge tenue *parallèlement à la surface cornéenne*, cueillez ou énucléez le corps étranger.

Si le corps étranger est profondément implanté, il faut le dégager en grattant les lames cornéennes.

Un corps étranger très profond ou saillant dans la chambre antérieure nécessite un outillage spécial (électro-aimant) et une main habituée à la chirurgie oculaire. Des manœuvres intempestives, en perforant la cornée ou en le faisant tomber dans la chambre antérieure, pourraient le transformer en un corps étranger pénétrant.

Après l'extraction d'un corps étranger cornéen, baignez largement l'œil à l'argyrol à 1/10e, mettez de la pommade à l'iodoforme à 5 0/0, nettoyez les voies lacrymales et n'oubliez pas que l'ulcère à hypopyon serait la conséquence grave d'une ulcération traumatique en milieu septique.

*
* *

La règle, habituelle en chirurgie, de mettre un PANSEMENT HUMIDE sur les plaies infectées et un PANSEMENT SEC sur les plaies non infectées s'applique ici.

Par exemple, la panophtalmie nécessite le pansement humide et l'on met un pansement sec après une opération de cataracte ou après une iridectomie.

Mais il y a des cas d'infection superficielle, comme un ulcère cornéen, qui bénéficieront d'un pansement demi-humide, c'est-à-dire d'un pansement humide bien exprimé et non recouvert d'imperméable. En renouvelant ce pansement deux ou trois fois dans les vingt-quatre heures, on a les avantages d'un pansement humide, tout en évitant la macération de la peau des paupières.

Certaines règles sont particulières aux pansements oculaires : Il faut combler la dépression de l'angle interne par une boulette d'ouate mise près de la racine du nez.

Il est bon de donner aux rondelles d'ouate une forme ovalaire et une dimension telle qu'il reste une dépression centrale correspondant à la saillie du globe sur lequel on ne doit pas appuyer.

Les bandes doivent êtres mises très lâches; disposez-les comme le montrent les figures 132 et 133, en évitant de serrer. Le crêpe Velpeau en hiver, le crêpon de laine ou la mousseline en été, sont particulièrement commodes.

— Mais n'y a-t-il pas de *contre-indications* au pansement?

— Si, dans les conjonctivites; il faut, d'une façon

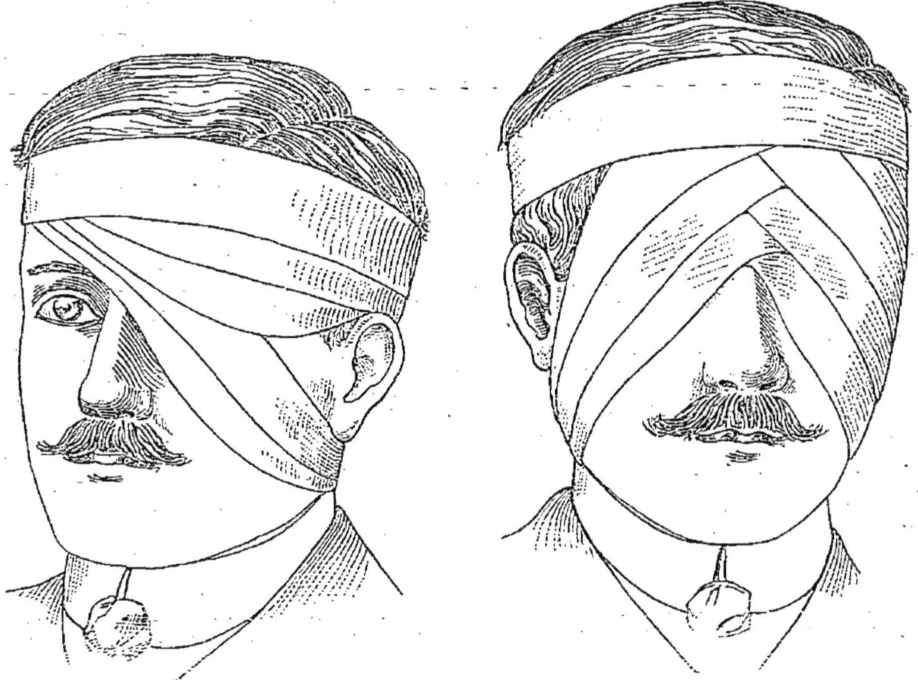

Fig. 132.—Pansement monoculaire. Fig. 133.—Pansement binoculaire.

générale, ne pas enfermer les germes sous un pansement. Chez l'adulte, pas de pansement; il faut laisser un drainage se faire en n'entravant pas l'écoulement sur la joue. Cependant, chez l'enfant qui touche son œil, il peut être nécessaire de protéger l'œil par un pansement léger et souvent renouvelé.

De même au pansement sec on peut souvent substituer le BANDEAU FLOTTANT qui permet l'écoulement des larmes.

En cas de photophobie, si aucun topique ne doit être maintenu sur l'œil, au lieu de mettre un pansement, prescrivez les LUNETTES FUMÉES, verres coquilles, teinte 02, qui est moyenne. Si, comme disait Pangloss, les nez sont faits pour porter des lunettes, profitons-en pour diminuer le nombre des pansements lourds, chauds et disgracieux.

XLVII

ŒIL ET THÉRAPEUTIQUE GÉNÉRALE

Le traitement mercuriel dans les inflammations de l'œil. — L'arsénobenzol et l'œil. — Tuberculine. — Sérum antidiphtérique. — Sérums polyvalents. — Médicaments et régimes.

Si la pathologie de l'œil ne se sépare pas de la pathologie générale, les traitements généraux et les régimes ont, en thérapeutique oculaire, une importance capitale.

Cela n'est plus du domaine de l'oculiste, c'est l'affaire du médecin habituel.

En oculistique, l'expérience a montré l'utilité particulière de certains médicaments.

Nous utilisons beaucoup LE MERCURE. Cela va de soi dans les affections de l'œil d'origine syphilitique, si nombreuses. Mais nous prescrivons souvent les traitements hydrargyriques chez des malades non syphilitiques, les myopes forts à lésions chorio-rétiniennes, par exemple, et d'une façon plus générale, dans les chorio-rétinites. L'action résolutive et antiseptique générale du mercure agit ici moins en réparant les lésions qu'en empêchant leur extension.

Il ne faudrait pas que vous vous imaginiez devoir conclure, d'une façon absolue, de ces prescriptions à la syphilis. Nous avons vu calomnier ainsi une vieille dame myope, pleine de dignité, par un confrère sceptique, qui lui injectait du mercure, sur l'avis d'un oculiste.

Dans tous ces cas, le traitement par les *piqûres intra-musculaires de sels solubles* est le meilleur. Nous ne prescrivons l'huile grise et le calomel que dans les cas particulièrement graves. Enfin les injections intra-veineuses, pour leur indolence, prennent à juste titre une grande importance dans la thérapeutique oculaire.

L'ARSÉNOBENZOL (formule 606 d'Ehrlich) a été introduit dans la thérapeutique de la syphilis, trop récemment pour que l'on puisse tirer des conclusions fermes à la suite de son emploi en injections intra-veineuses. Cependant il semble devoir être introduit en thérapeutique oculaire moyennant des précautions.

Bien préparé, l'arsénobenzol paraît remplir la condition primordiale de tout médicament, « primum non nocere ». Il semble que l'on n'ait pas à craindre les névrites optiques toxiques qui sont si souvent apparues à la suite des injections d'autres médicaments renfermant de l'aniline, l'atoxyl par exemple.

— Est-il efficace ?

Il est généralement très actif dans les iritis, les gommes du corps ciliaire ; actif dans les chorio-rétinites, au contraire son action nous a paru très faible dans les kératites interstitielles... On a enfin, malgré tout, une certaine hésitation à l'employer dans les cas de névrites optiques.

Il ne faut pas d'ailleurs croire que l'arsénobenzol mette l'œil plus que les autres organes à l'abri des récidives et accidents syphilitiques.

En somme, question à l'étude.

Vous vous rappelez aussi ce que nous vous avons dit à propos de la TUBERCULINE. Des tuberculoses atténuées du segment antérieur sont diagnostiquées par la réaction locale à l'injection, dans la circulation générale, de très faibles doses de tuberculine, et traitées par une série de ces injections, en commençant par un vingt millième de milligramme et en élevant progressivement la dose. On obtient parfois ainsi des résultats remarquables, nous vous en avons déjà parlé.

Mais il ne faut pas que vous soyez effrayé par ce mot de tuberculine. Si elle peut être dangereuse en instillations locales (ophtalmoréaction) sur la conjonctive d'un œil malade, employée comme nous venons de le dire, en injections, elle est curative.

Vous aurez aussi à injecter du SÉRUM ANTIDIPHTÉRIQUE dans les conjonctivites pseudo-membraneuses. Dans les paralysies oculo-motrices diphtériques et en particulier dans la paralysie de l'accommodation. On discute sur l'efficacité du sérum.

Vous serez peut-être plus étonné de voir des oculistes prescrire des injections de sérum antidiphtérique ou d'autres sérums (SÉRUMS POLYVALENTS) dans des infections de l'œil, ulcère cornéen et panophtalmie. On a ici pour but d'activer les moyens de défense de l'organisme. Et certains oculistes vantent les résultats de cette thérapeutique. Il est bien difficile d'avoir sur ce point une opinion solidement fondée en raison de la complexité des faits. Il n'en est pas moins bon que vous soyez averti des nouvelles tendances d'une thérapeutique à laquelle vous pourrez avoir à collaborer.

* * *

Votre collaboration sera encore plus importante et nécessaire pour prescrire le traitement médicamenteux et instituer les régimes des malades atteints d'une affection oculaire.

Parmi les médicaments, le *salicylate de soude* chez les rhumatisants et les *médicaments hypotenseurs* chez les scléreux sont d'une prescription courante en oculistique.

Il va de soi que vous aurez à mettre au régime les *diabétiques* atteints de cataracte, de rétinite ou de paralysie motrice de l'œil.

Les *artério-scléreux* à rétinite ou à hémorragies rétiniennes bénéficieront des régimes lacto-végétarien et hypochloruré.

Ces régimes s'appliquent encore au traitement des cataractés et aux glaucomateux. On en a éprouvé chez eux les bons effets.

Dans la rétinite *albumnurique*, au contraire, il faut

penser à l'azotémie et préférer le régime lacté au régime déchloruré.

Les régimes, malheureusement, viennent souvent trop tard dans des organismes trop vieux ou trop atteints. Mais vous aurez au moins une satisfaction : c'est que vos malades les suivront plus fidèlement que d'autres, impressionnés qu'ils sont par l'état de leurs yeux. Ils voient au moins l'utilité de la thérapeutique.

INDEX ALPHABÉTIQUE

TOURS. — IMPRIMERIE DESLIS FRÈRES ET Cie, RUE GAMBETTA, 6.

Vigot Frères

Éditeurs

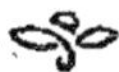

MANUELS
de
MÉDECINE PRATIQUE

PARIS

23, PLACE DE L'ÉCOLE-DE-MÉDECINE

VIGOT FRÈRES, Éditeurs, 23, place de l'École-de-Médecine, PARIS

TRAITÉ DES URINES

ANALYSE DES URINES

CONSIDÉRÉE COMME UN DES ÉLÉMENTS DE DIAGNOSTIC

PAR

Le Dr E. GÉRARD

PROFESSEUR DE PHARMACIE ET DE PHARMACOLOGIE A LA FACULTÉ DE MÉDECINE ET DE PHARMACIE DE LILLE

DEUXIÈME ÉDITION

Un volume in-8 écu, cartonné, avec 40 figures dans le texte et une planche en couleurs . . . . 8 francs.

Le titre de cet ouvrage, « TRAITÉ DES URINES », et son sous-titre, *l'Analyse des urines considérée comme un des éléments de diagnostic*, indiquent suffisamment l'esprit dans lequel il a été conçu.

L'auteur a voulu faire une œuvre pratique répondant à un réel besoin en publiant un livre d'urologie indispensable à la fois aux médecins et aux pharmaciens.

Il a tenu à présenter sous une forme simple et concise la technique analytique des urines, et il s'est attaché à montrer l'importance de l'examen urologique comme moyen d'investigation clinique pour l'établissement d'un diagnostic.

En s'appliquant à montrer les relations qui existent entre les états morbides et les variations de composition des urines, l'auteur a rendu facile pour les médecins l'interprétation des résultats de l'analyse.

Les pharmaciens, de leur côté, auront l'avantage d'y trouver les méthodes d'analyse les plus récentes, et ils y puiseront les notions indispensables pour éclairer le médecin sur la caractéristique clinique des urines examinées. — M. le professeur Gérard a eu le soin, en effet, de réserver une partie de son traité à l'urologie clinique des diverses maladies où il fait ressortir les anomalies de composition des urines dans chaque affection considérée.

Le succès obtenu par la première édition nous indique combien cet ouvrage a été apprécié et que le but cherché a été atteint. Aussi, dans cette seconde édition refondue et augmentée des dernières acquisitions de la science, de nombreux chapitres ont été ajoutés, tels que la **Cryoscopie urinaire**, la **Bactériologie urinaire**, l'**Examen des fonctions rénales par les éliminations provoquées, etc.**

De nombreux procédés analytiques et plus pratiques ont été décrits pour faciliter la tâche de l'analyste.

La partie **Urologie clinique** a été considérablement augmentée, permettant aux médecins et aux pharmaciens de retrouver la caractéristique clinique des urines des diverses maladies. Les nombreux documents que contient cette *seconde édition* rendent encore plus simple l'interprétation des résultats de l'analyse.

Ainsi modifié et complété, nous sommes persuadé que cet ouvrage est appelé à rendre les plus grands services, et qu'il trouvera auprès du public médical le même accueil que l'édition précédente.

Envoi franco contre mandat postal.

www.ingramcontent.com/pod-product-compliance
Ingram Content Group UK Ltd.
Pitfield, Milton Keynes, MK11 3LW, UK
UKHW020426200726
13857UKWH00002B/299